NINJA CREAMI DELUXE

Kochbuch für Einsteiger

Einfache und leckere Rezepte, um mit Ihrem Ninja Creami Deluxe unwiderstehliche gefrorene Leckereien zu kreieren. Ein Leitfaden für Anfänger

Cheryl. C. Smith

Urheberrecht © 2024 von Cheryl C. Smith

INHALTSVERZEICHNIS

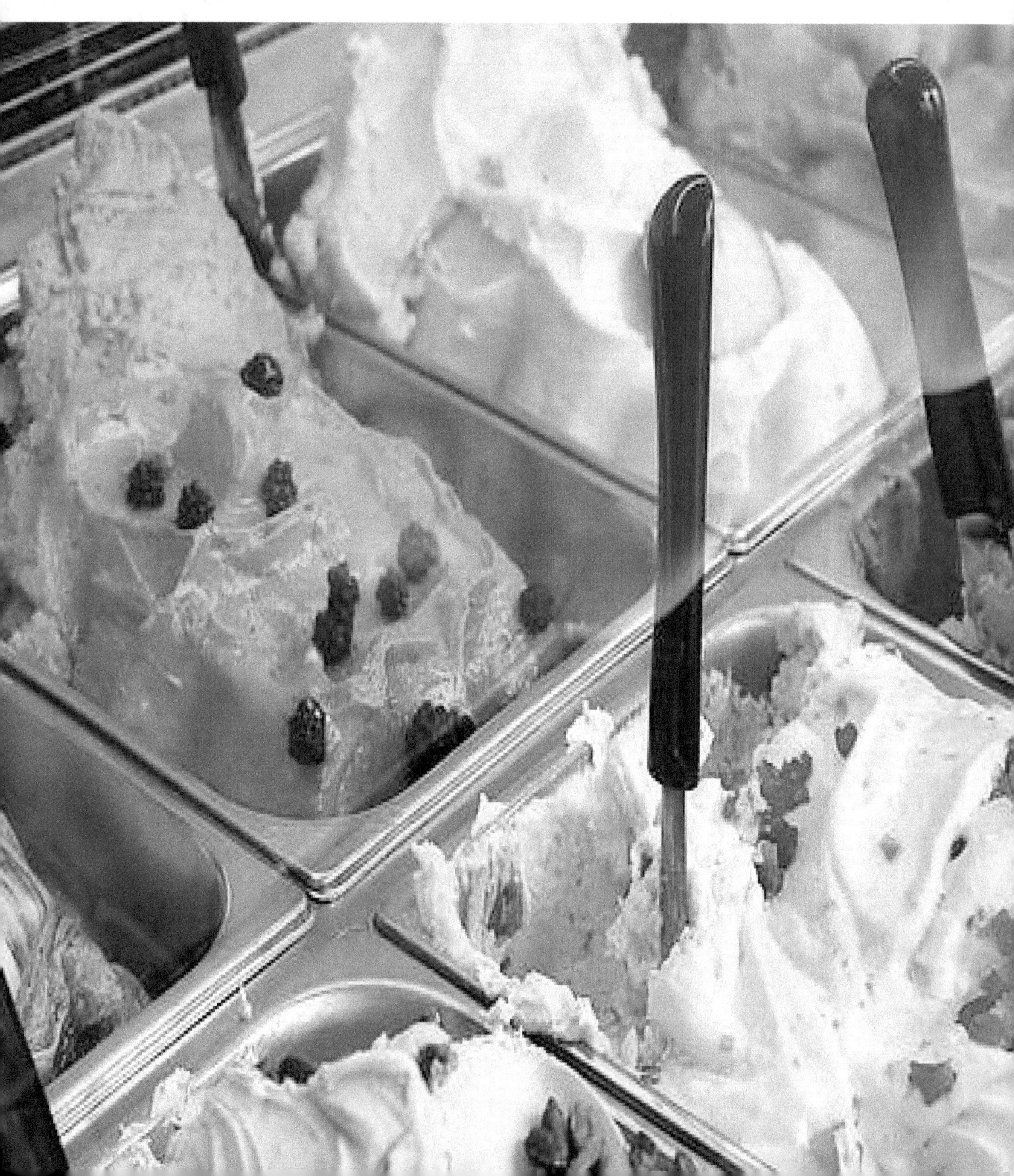

EINLEITUNG

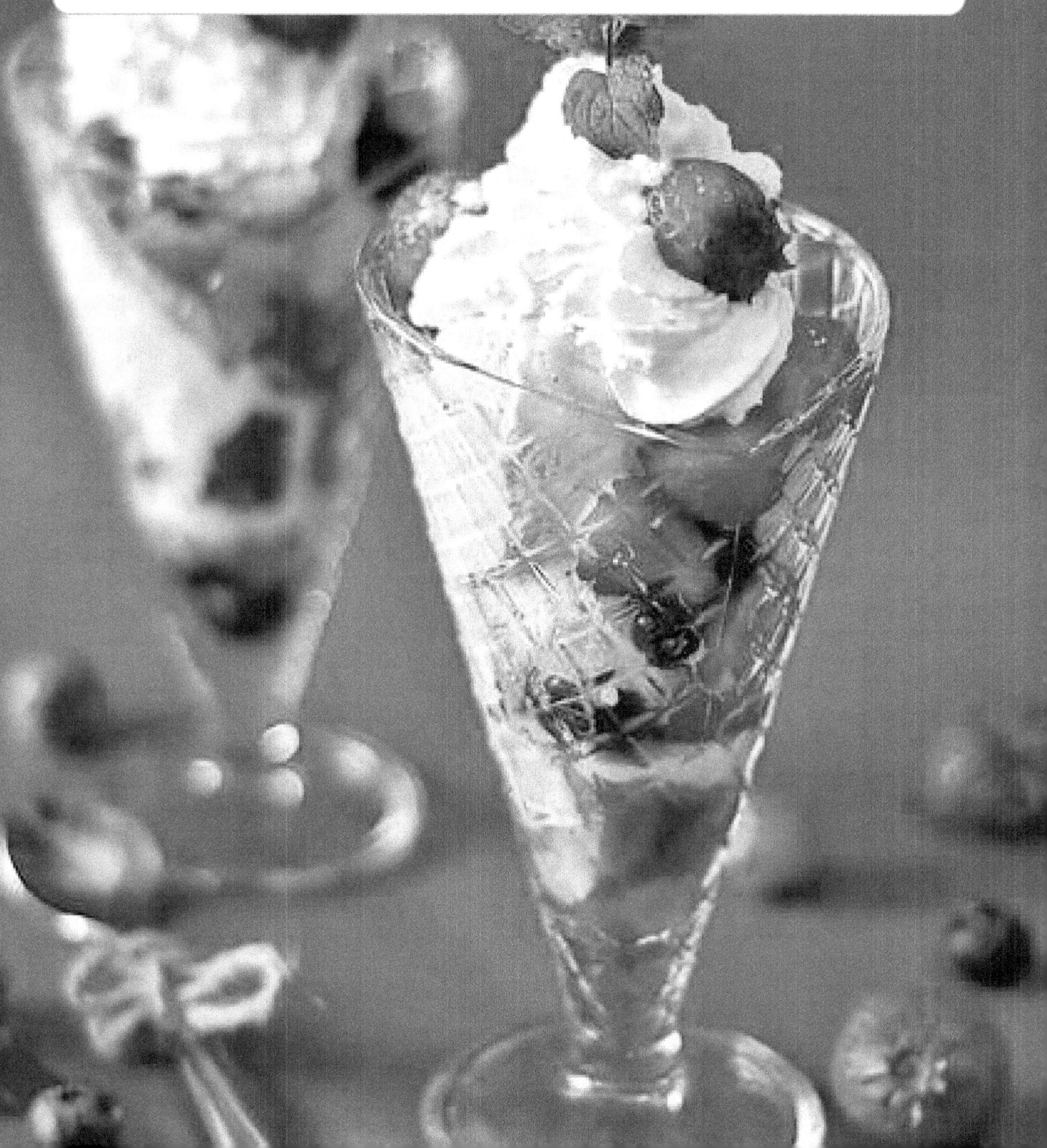

Willkommen in der Welt von Ninja Creami

Mit dem Ninja Creami Deluxe lassen sich ganz einfach glatte, cremige, samtige gefrorene Desserts und perfekt gemixte Getränke zubereiten. Es sind keine besonderen kulinarischen Fähigkeiten erforderlich. Mit einem einzigen Knopfdruck ist alles in weniger als zwei Minuten erledigt. Abgesehen davon, dass ich die Gelüste in meinem Herzen kenne, hat der Deluxe ein eigenes Gehirn. Es verfügt über ein System automatischer, intelligenter Anpassungen, die die Motorleistung, die Gefriertemperatur und den Behandlungsprozess für das jeweilige Gericht steuern. Mit einem Knopfdruck können Sie glattes, cremiges Eis, Sorbet, Milchshakes, Smoothies, Lattes, Cappuccinos, Kaltschaum-Cappuccinos, Kaltschaum-Lattes, Cold Brew Coffee und Eiskaffeegetränke oder die charakteristischen Desserts, Getränke und Hauptgerichte zubereiten, die im Rezeptbuch enthalten sind. Indem Sie kreative Zutaten und temperamentvolle Beilagen zu einem dieser perfekt verquirlten Köstlichkeiten hinzufügen, können Sie einen alltäglichen Moment in eine besondere Überraschung oder einen herrlichen Abschied für Ihre eigenen verliebten Dessertgefährten verwandeln. Dieses Kochbuch ist voll von köstlichen Rezepten, die mit einem einfachen Knopfdruck erstellt werden können. Mein Mann benutzt jeden Tag unseren Ninja Creami, um uns einen erfrischenden Leckerbissen zu machen. Zuerst machte er uns damit einen glatten, leckeren Eisshake mit der Konsistenz von Wendy's, ohne jemals unser Haus zu verlassen! Statt Bauchschmerzen fühlte ich mich zufrieden und schuldfrei. Am nächsten Tag machte er mir daraus einen samtig weichen, cremigen Kaffee-Milchtee in Kaffeehausqualität. Ich hatte bereits zweimal am Tag seine von Eiscreme und Eisshakes inspirierten Getränke getrunken, also gab ich dieser Kreation eine Chance. Das Abendessen war fertig und ich musste alle meine Getränkekalorien sparen, damit ich die Hauptmahlzeit und das Dessert, das er auf mich wartete, genießen konnte.

So verwenden Sie dieses Kochbuch

Jede wichtige Zutat ist horizontal aufgelistet, und die Zutatenliste ist so, dass die Artikel, die Zucker oder Öl benötigen, leicht identifiziert werden können. Außerdem kann Salz von Einzelpersonen je nach Ernährungsbedürfnissen reduziert oder weggelassen werden. Die Rezepte sind so gestaltet, dass sie so lecker sind, wie sie sind, und nicht zu süß, zu salzig oder zu scharf, um viel Spielraum für Anpassungen zu lassen, die auf salzärmere oder weniger süße Vorlieben zugeschnitten sind. Ein bisschen extra Süße oder Salz kann der eigenen Portion/Portion hinzugefügt werden. Das Beherrschen der Grundrezepte hilft auch dabei, die Maschine zu erlernen und andere Rezepte anzupassen und zu modifizieren. Dieses Kochbuch wurde speziell für den Ninja Creami Deluxe geschrieben, einen Schnellkochtopf, der mit dem eingebauten Kühlschrank kochen, mixen und kühlen kann. Am Ende des Buches finden Sie Anleitungen zur Fehlerbehebung und Tipps, um Ihre Techniken zu perfektionieren. . Alle Rezepte wurden aktualisiert, um vollwertige pflanzliche Zutaten zu verwenden, sind sehr einfach und leicht zuzubereiten, mit einem Minimum an zugesetztem verarbeitetem Zucker oder raffiniertem Öl, und können mit den Schnellkoch- und Mixeinstellungen schnell zubereitet werden. Die Rezepte ergeben etwa vier Portionen und manchmal mehr, da Reste immer nützlich sind!

Wichtige Tipps für Anfänger

Hier sind einige wichtige Richtlinien, die du dir merken solltest, wenn du dein Ninja Creami-Abenteuer beginnst:

Fangen Sie einfach an: Beginnen Sie mit einfachen Rezepten, um ein Gefühl für die Fähigkeiten der Maschine zu bekommen. Klassische Geschmacksrichtungen wie Vanille und Schokolade sind hervorragende Ausgangspunkte.

Bereiten Sie Ihre Zutaten vor: Bevor Sie beginnen, stellen Sie sicher, dass alle Ihre Zutaten vorbereitet und abgemessen sind. Dies macht das Verfahren effizienter und angenehmer.

Befolgen Sie die Anweisungen: Auch wenn es verlockend sein mag, innovativ zu sein, insbesondere bei Ihren ersten Rezepten, hilft es Ihnen, die besten Ergebnisse zu erzielen, wenn Sie sich an die Anweisungen halten.

Gründlich kühlen: Um die cremigste Textur zu erzielen, stellen Sie sicher, dass die Kombination vor der Verarbeitung im Ninja Creami vollständig gekühlt wird. Dabei wird in der Regel mehrere Stunden oder über Nacht gekühlt.

Experimentieren Sie schrittweise: Sobald Sie mit den Grundlagen vertraut sind, beginnen Sie, mit Geschmäckern und Mix-Ins zu experimentieren. Behalten Sie den Überblick über Ihre Änderungen, damit Sie erfolgreiche Testversionen duplizieren können.

Konsistenz ist entscheidend: Die Konsistenz Ihrer Mischung vor dem Einfrieren ist entscheidend. Um frostige Texturen zu vermeiden, stellen Sie sicher, dass es glatt und gleichmäßig kombiniert ist.

Richtig reinigen: Reinigen Sie Ihren Ninja Creami nach jedem Gebrauch gemäß den Anweisungen des Herstellers. Eine ordnungsgemäße Wartung verlängert die Lebensdauer Ihres Geräts und sorgt für eine optimale Leistung.

Viel Spaß: Der wichtigste Tipp ist, Spaß zu haben und die Erfahrung zu genießen. Die Herstellung Ihrer eigenen gefrorenen Süßigkeiten kann eine unterhaltsame und befriedigende Erfahrung sein. Haben Sie keine Angst, innovativ zu sein und neue Dinge auszuprobieren!

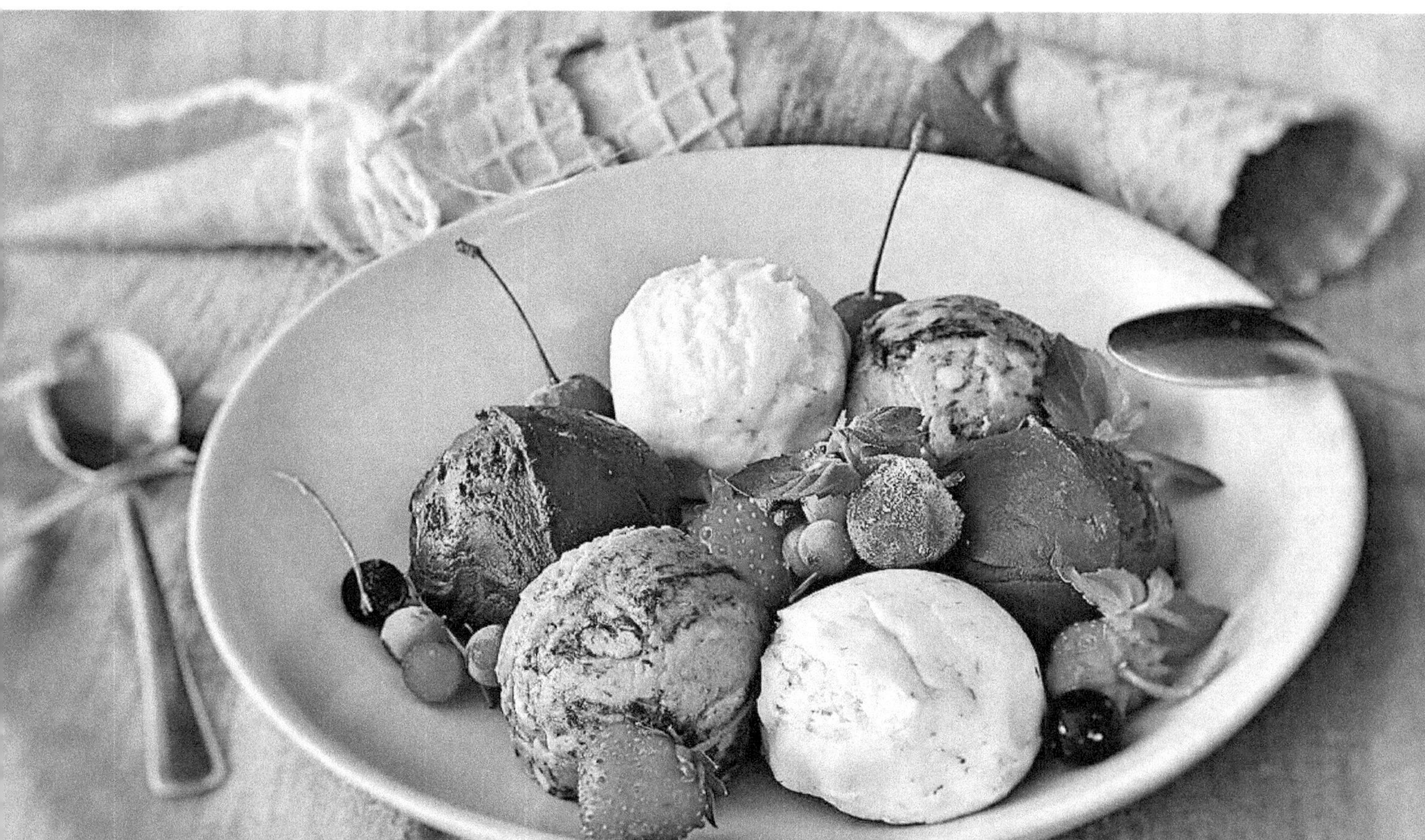

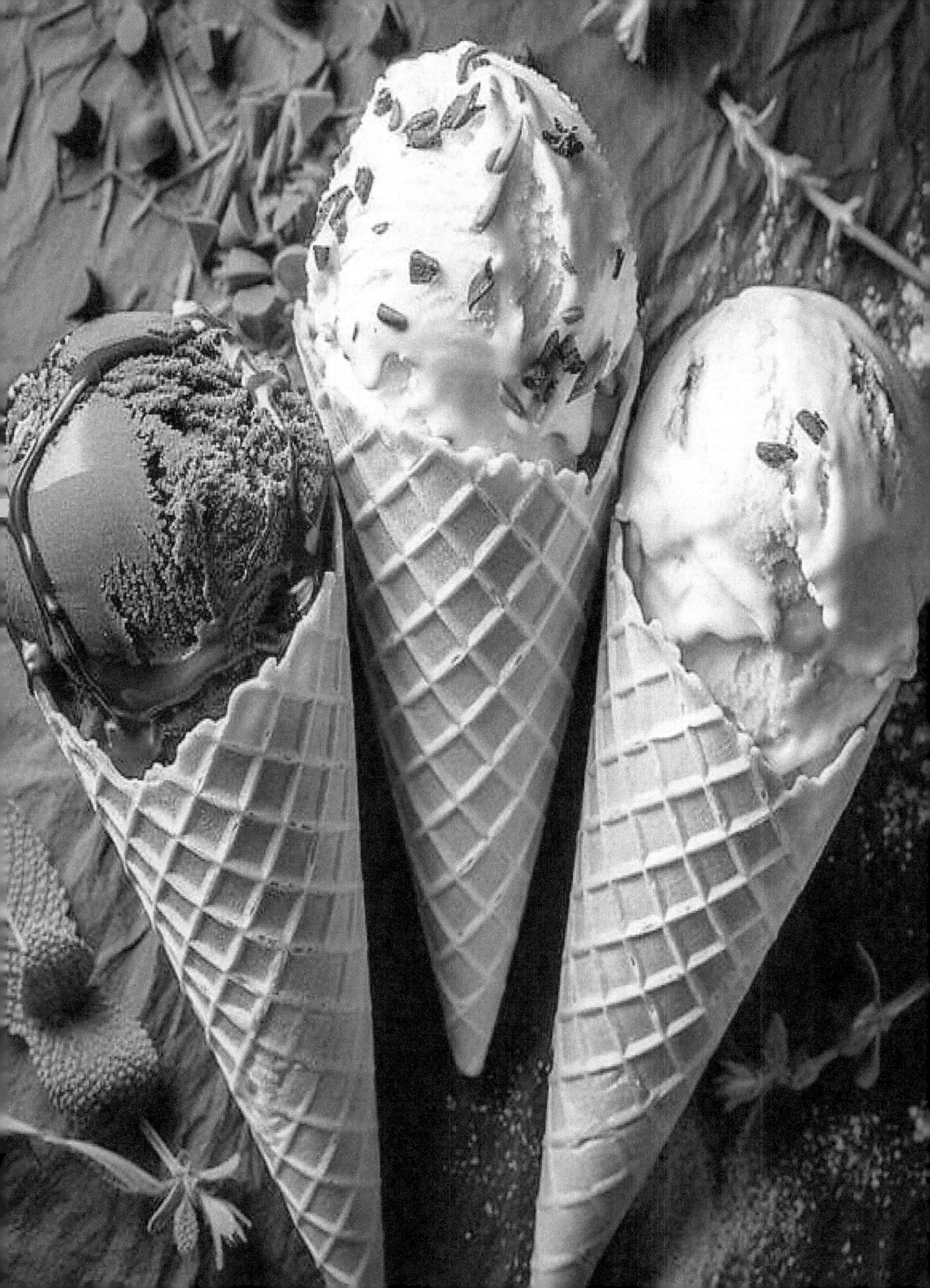

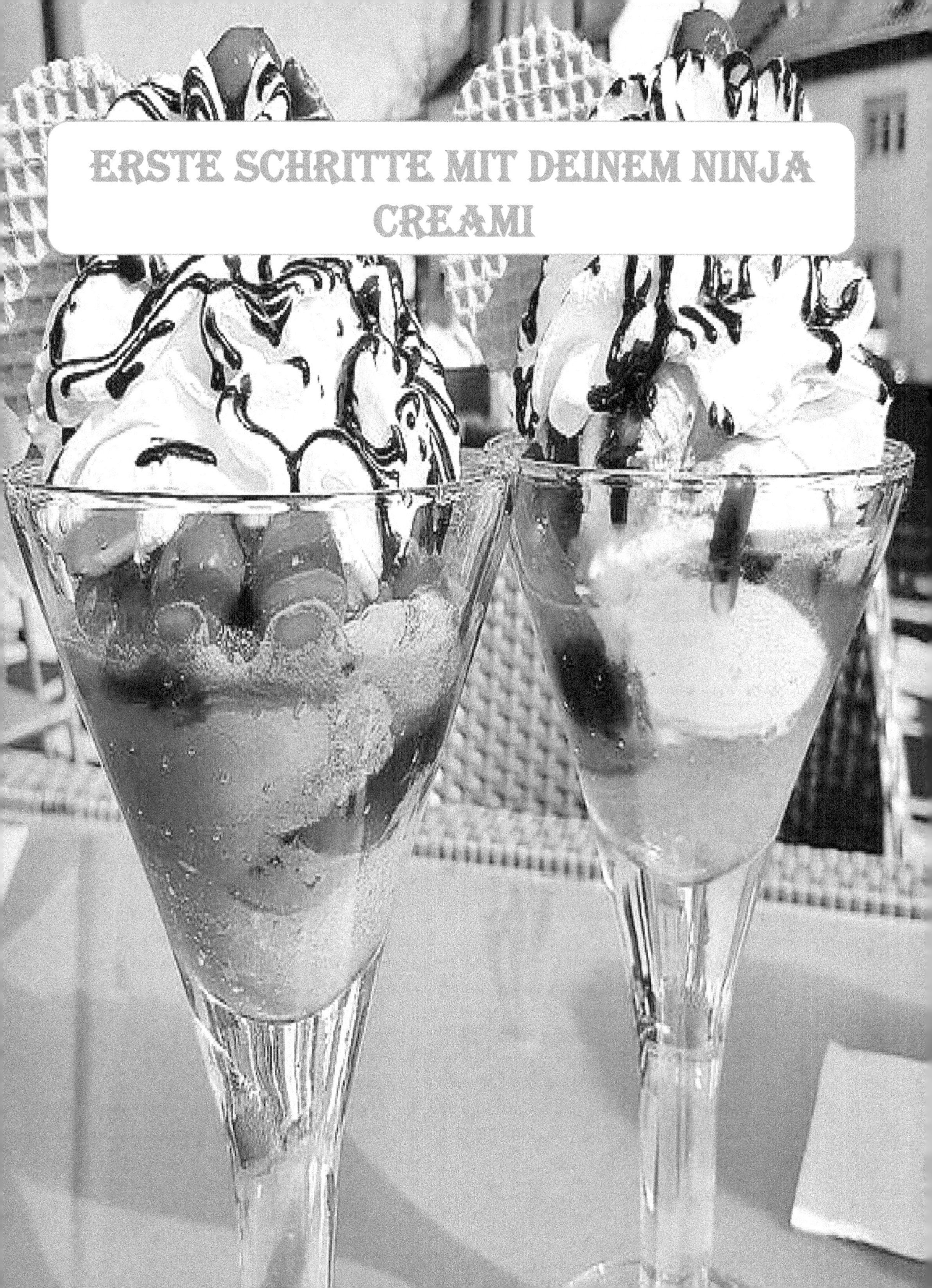

ERSTE SCHRITTE MIT DEINEM NINJA CREAMI

Unboxing und Einrichtung

Beginnen Sie damit, den Hauptcremebehälter, den Schachteleinsatz und das Schaumstoffmaterial auszupacken und zu entfernen. Wenn Sie Ihren Ninja Creami Deluxe transportieren müssen, ist dieses Zubehör praktisch, um Ihre Creme für die Aufbewahrung zu sichern. Sie finden eine durchsichtige Folie und den Hauptcremedeckel bequem im Hauptcremebehälter platziert. Sobald Sie die durchsichtige Folie aus dem Hauptcremebehälter entfernt und ausgepackt haben, waschen Sie den Behälter, den Hauptcremedeckel und den Spritzschutz vor dem ersten Gebrauch gründlich. Waschen Sie alle anderen Teile mit einem warmen, seifigen, feuchten Tuch vor und spülen Sie es gründlich aus, bis es sauber ist, bevor Sie es verwenden. Der Touchscreen ist nicht wasserdicht, achten Sie also darauf, den Anzeigebereich nicht zu benetzen. Bei der Reinigung ist es am besten und einfachsten, den Touchscreen-Bereich nur mit einem weichen, trockenen Stoff abzuwischen und während der Reinigung niemals andere Tasten oder den Bildschirm zu berühren. Der unterstützte Reinigungsprozess sollte vor der ersten Verwendung abgeschlossen sein.

Nachdem Sie alles ausgepackt haben, bewahren Sie die Schachtel und alle Verpackungsmaterialien auf, falls Sie sie jemals zu Garantiezwecken benötigen oder einen Service anfordern müssen. Ihre Garantie gilt für den Ninja Creami Deluxe nur für 1 Jahr ab dem ursprünglichen Kaufdatum, daher benötigen Sie Ihre Originalquittung und eine Rücksendegenehmigung für alles, was mit dem Garantieservice zu tun hat.

Herzlichen Glückwunsch zu Ihrem neuen Kauf! Sie haben also Ihre Box ausgepackt und alles entfernt - was nun? In der Box sollten Sie die folgenden Teile und Teile haben: Basis und Touchscreen, Hauptcremebehälter, (2) Cremebehälterböden, Hauptcremedeckel, (2) Deckel des Sahnebehälters und Spritzschutz. Der Hauptcremedeckel und der Spritzschutz befinden sich im Hauptcremebehälter. Sie sollten auch einen Creme-Aufbewahrungsbehälter, einen doppelwandigen, isolierten Creme-Aufbewahrungsbehälter aus Edelstahl, eine Rezeptanleitung, eine Garantiekarte, ein Schaumstoff und einen Stützeinsatz haben.

Die Funktionen und Merkmale verstehen

Der Ninja Creami Deluxe ist ein bahnbrechendes Küchengerät, mit dem gefrorenes Eis und Milchshakes in weniger als einer Minute hergestellt werden können. Seine Mixer pulverisieren und mischen die Zutaten in nur wenigen Sekunden. Mit seiner patentierten CryoBlend-Technologie lässt es sich schnell verblenden und liefert Ihnen jedes Mal ein cremiges Ergebnis. Hier ist ein Überblick über die wichtigsten Funktionen:

1. **Creamerizer Paddle**: Dieses einzigartige Paddel wurde entwickelt, um die Eiskristalle fein zu rasieren und zu rühren und Ihre gefrorene Basis in eine cremige, glatte Textur zu verwandeln.
2. **Preset-Programme**: Der Ninja Creami bietet mehrere Preset-Programme, die jeweils auf bestimmte Arten von gefrorenen Leckereien zugeschnitten sind. Zu den gängigen Programmen gehören:
   - ✓ **Eiscreme**: Für klassisches Eis mit einer reichhaltigen, cremigen Textur.
   - ✓ **Gelato**: Für dichte, glatte Gelatos.
   - ✓ **Sorbet**: Für erfrischende Sorbets auf Fruchtbasis.
   - ✓ **Milchshake**: Für dickflüssige, cremige Milchshakes.
3. **Mix-Ins-Funktion**: Mit dieser Funktion können Sie Ihrem gefrorenen Leckerbissen Mix-Ins wie Schokoladenstückchen, Nüsse oder Fruchtstücke hinzufügen. Die Creami heben sie vorsichtig unter die Mischung.

4. **Anpassungsoptionen**: Sie können die Textur Ihrer Leckerlis anpassen, indem Sie verschiedene Verarbeitungszeiten auswählen oder die Re-Spin-Funktion verwenden, wenn Ihr Leckerli weicher sein soll.

5. **Sicherheitsmerkmale**: Der Ninja Creami ist mit Sicherheitsfunktionen wie automatischer Abschaltung und sicherer Deckelverriegelung ausgestattet, um einen sicheren Betrieb zu gewährleisten.

Grundlegende Wartung und Reinigung

Die richtige Wartung und Reinigung Ihres Ninja Creami stellt sicher, dass er weiterhin gut funktioniert und jahrelang hält. Ergreifen Sie die folgenden Maßnahmen für die Routineversorgung:

Nach jedem Gebrauch:
1. *Zerlegen Sie die Teile:* Entfernen Sie die Gefrierschüssel, das Milchkännchenpaddel und alle anderen abnehmbaren Komponenten.
2. *Waschen:* Waschen Sie alle abnehmbaren Teile mit warmem Seifenwasser. Vermeiden Sie die Verwendung von Scheuerschwämmen und starken Chemikalien.
3. *Spülen und trocknen:* Spülen Sie gründlich ab und lassen Sie alle Teile an der Luft trocknen, bevor Sie sie wieder zusammenbauen.

Reinigen Sie die Motorbasis:
1. *Ziehen Sie den Netzstecker:* Trennen Sie das Gerät immer, bevor Sie den Motorsockel reinigen.
2. *Abwischen:* Wischen Sie die Außenseite der Motorbasis mit einem feuchten Tuch ab. Vermeiden Sie es, den Untergrund in Wasser zu tauchen oder in die Spülmaschine zu geben.
3. *Tiefenreinigung:* Führen Sie regelmäßig eine gründliche Reinigung durch, um Ansammlungen zu vermeiden.
4. *Abnehmbare Teile einweichen:* Weichen Sie abnehmbare Teile in warmem Seifenwasser ein, um eine gründlichere Reinigung zu erhalten. Reinigen Sie schwer zugängliche Stellen mit einer Bürste.
5. *Untersuchen und reinigen:* Untersuchen Sie das Milchkännchenpaddel auf Rückstände und reinigen Sie es ordnungsgemäß.
6. *Lagerung:* Bewahren Sie den Ninja Creami bei Nichtgebrauch an einem trockenen Ort auf. Um Schimmel und Mehltau zu vermeiden, stellen Sie sicher, dass alle Teile vor der Lagerung vollständig trocken sind.
7. *Regelmäßige Überprüfungen:* Überprüfen Sie das Netzkabel und den Netzstecker regelmäßig auf Anzeichen von Verschleiß oder Beschädigungen.

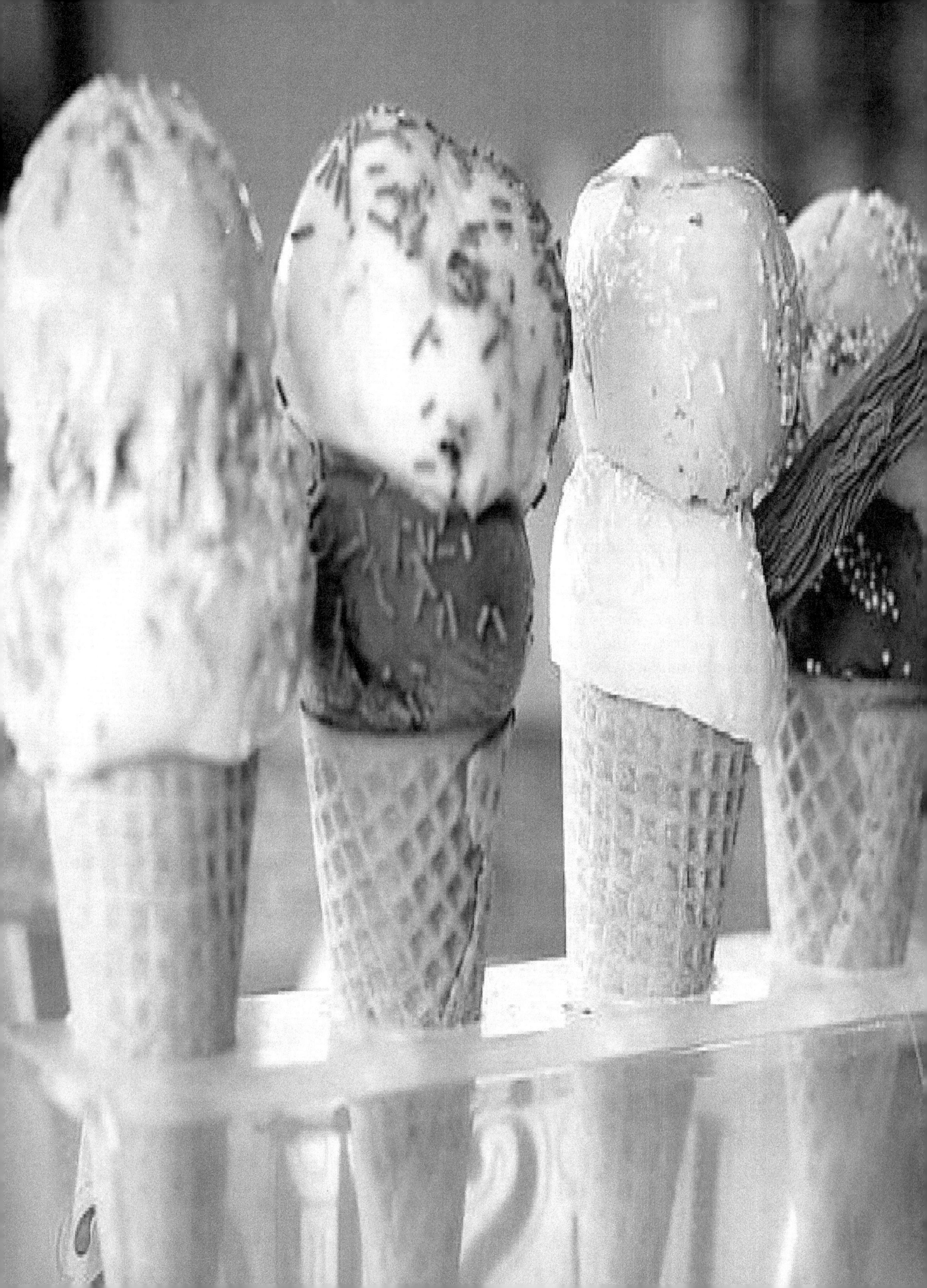

Wesentliche Zutaten und Werkzeuge

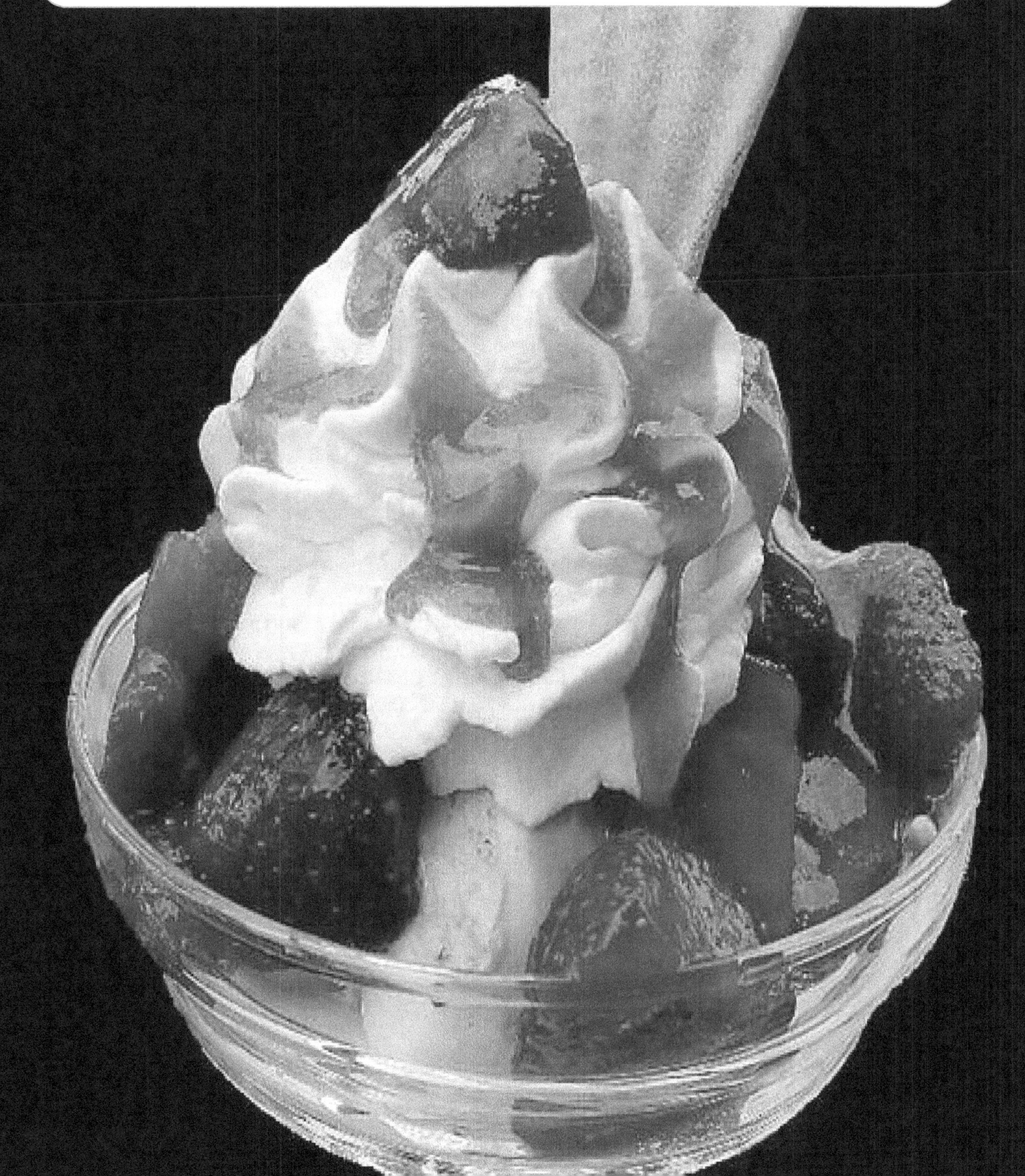

Must-Have-Zutaten für Creami-Kreationen

Vielleicht möchten Sie bestimmte Grundnahrungsmittel für verschiedene Leckereien kaufen, die Sie mit Ihrem Creami Deluxe zubereiten möchten. Hier ist eine Liste von unverzichtbaren Zutaten, die köstliche gefrorene Leckereien ergeben und für einen schnellen Start leicht zur Hand zu haben sind:

1. **Milchprodukte**:
   - ❖ **Heavy Cream**: Sorgt für eine reichhaltige und cremige Textur.
   - ❖ **Vollmilch**: Gleicht die Reichhaltigkeit der Sahne aus und hilft, die gewünschte Konsistenz zu erreichen.
   - ❖ **Gezuckerte Kondensmilch**: Verleiht Süße und Cremigkeit, ohne dass zusätzlicher Zucker erforderlich ist.
   - ❖ **Griechischer Joghurt**: Verleiht einen würzigen Geschmack und eine cremige Textur, ideal für Frozen Yogurt.
2. **Süßstoffe**:
   - ❖ **Kristallzucker**: Gängiger Süßstoff für die meisten Rezepte.
   - ❖ **Brauner Zucker**: Verleiht einen tieferen, karamellartigen Geschmack.
   - ❖ **Honig oder Agavendicksaft**: Natürliche Süßstoffe, die einzigartige Aromen verleihen und sich hervorragend für gesündere Optionen eignen.
   - ❖ **Zuckerersatzstoffe**: Stevia, Erythrit oder andere kalorienarme Süßstoffe für zuckerreduzierte Rezepte.
3. **Früchte und Pürees**:
   - ❖ **Frische Früchte**: Erdbeeren, Blaubeeren, Mangos und andere frische Früchte für Geschmack und natürliche Süße.
   - ❖ **Fruchtpürees**: Vorgefertigte Pürees für eine glatte Textur und einen konzentrierten Geschmack.
   - ❖ **Zitrussäfte:** Zitronen-, Limetten- oder Orangensaft, um den Geschmack zu verbessern.
4. **Aromen und Add-Ins**:
   - ❖ **Vanilleextrakt**: Ein Grundnahrungsmittel für die meisten Eisrezepte.
   - ❖ **Kakaopulver**: Für einen reichhaltigen Schokoladengeschmack.
   - ❖ **Nüsse und Samen**: Mandeln, Pekannüsse und Chiasamen für zusätzliche Textur.
   - ❖ **Schokoladenstückchen und -stücke**: Zum Mix-Ins oder als Hauptgeschmack.
   - ❖ **Gewürze**: Zimt, Muskatnuss und andere Gewürze für einzigartige Geschmacksprofile.
5. **Stabilisatoren und Verdickungsmittel**:
   - ❖ **Maisstärke oder Tapiokastärke**: Um Mischungen zu verdicken und die Textur zu verbessern.
   - ❖ **Gelatine**: Verleiht Ihren Leckereien eine glatte und cremige Textur.
   - ❖ **Guarkernmehl oder Xanthan:** Kleine Mengen helfen, Eiskristalle zu verhindern und die Konsistenz zu verbessern.

Unverzichtbare Küchenwerkzeuge und Gadgets

Um das Beste aus deinem Ninja Creami herauszuholen und sicherzustellen, dass deine gefrorenen Köstlichkeiten korrekt werden, benötigst du die folgenden Werkzeuge und Gadgets:

1. **Messbecher und Löffel**: Für genaue Zutatenmessungen.
2. **Rührschüsseln**: Verschiedene Größen für die Zubereitung Ihrer Mischungen.
3. **Schneebesen und Spatel**: Zum glatten Mixen der Zutaten.
4. **Mixer oder Küchenmaschine**: Zum Pürieren von Früchten und anderen Mix-Ins.
5. **Feinmaschiges Sieb**: Zum Entfernen von Kernen oder Fruchtfleisch von Fruchtpürees.
6. **Ice Cream Scoop**: Zum perfekten Servieren Ihrer Kreationen.
7. **Vorratsbehälter**: Luftdichte Behälter, in denen Sie Ihre gefrorenen Leckereien aufbewahren und frisch halten können.
8. **Digitales Thermometer**: Um sicherzustellen, dass Ihre Mischungen vor dem Einfrieren die richtige Temperatur haben.
9. **Küchenwaage**: Für präzise Messungen, besonders nützlich für Backrezepte.

Ersatzstoffe und Alternativen

Unabhängig davon, ob Sie auf diätetische Einschränkungen eingehen oder einfach nur auf Entdeckungsreise gehen möchten, kann es äußerst nützlich sein, die richtigen Substitutionen und Alternativen zu verstehen.

1. **Milchalternativen**:
   - ❖ **Kokosmilch**: Reichhaltig und cremig, eine großartige Alternative zu Sahne und Milch.
   - ❖ **Mandelmilch**: Eine leichtere Option mit einem dezenten nussigen Geschmack.
   - ❖ **Sojamilch**: Cremig und geschmacksneutral, geeignet für die meisten Rezepte.
   - ❖ **Hafermilch**: Verleiht eine leicht süße, cremige Textur.
2. **Zuckeralternativen**:
   - ❖ **Ahornsirup oder Agavendicksaft**: Natürliche Süßstoffe mit ausgeprägten Aromen.
   - ❖ **Mönchsfrucht-Süßstoff**: Kalorienfreier Süßstoff, der in den meisten Rezepten gut funktioniert.
   - ❖ **Kokosblütenzucker**: Fügt einen karamellartigen Geschmack hinzu und ist weniger verarbeitet als normaler Zucker.
3. **Ei-Ersatz:**
   - ❖ **Leinsamenmehl**: Mischen Sie 1 Esslöffel mit 3 Esslöffeln Wasser, um ein Ei zu ersetzen.
   - ❖ **Chiasamen**: Ähnlich wie Leinsamenmehl mit Wasser mischen, um eine gelartige Konsistenz zu erhalten.
   - ❖ **Apfelmus**: 1/4 Tasse kann ein Ei in Rezepten ersetzen, die Feuchtigkeit erfordern.
4. **Glutenfreie Optionen**:
   - ❖ **Mandelmehl**: Verleiht einen nussigen Geschmack und funktioniert gut in vielen Rezepten.
   - ❖ **Kokosmehl**: Nimmt mehr Flüssigkeit auf, also passen Sie Ihr Rezept entsprechend an.
   - ❖ **Glutenfreier Hafer:** Perfekt, um Textur und Ballaststoffe hinzuzufügen.
5. **Fettarme Optionen**:
   - ❖ **Griechischer Joghurt**: Ersetzen Sie Sahne durch griechischen Joghurt, um eine fettärmere Option zu erhalten, die dennoch cremig ist.
   - ❖ **Magermilch**: Anstelle von Vollmilch für eine leichtere Version verwenden.

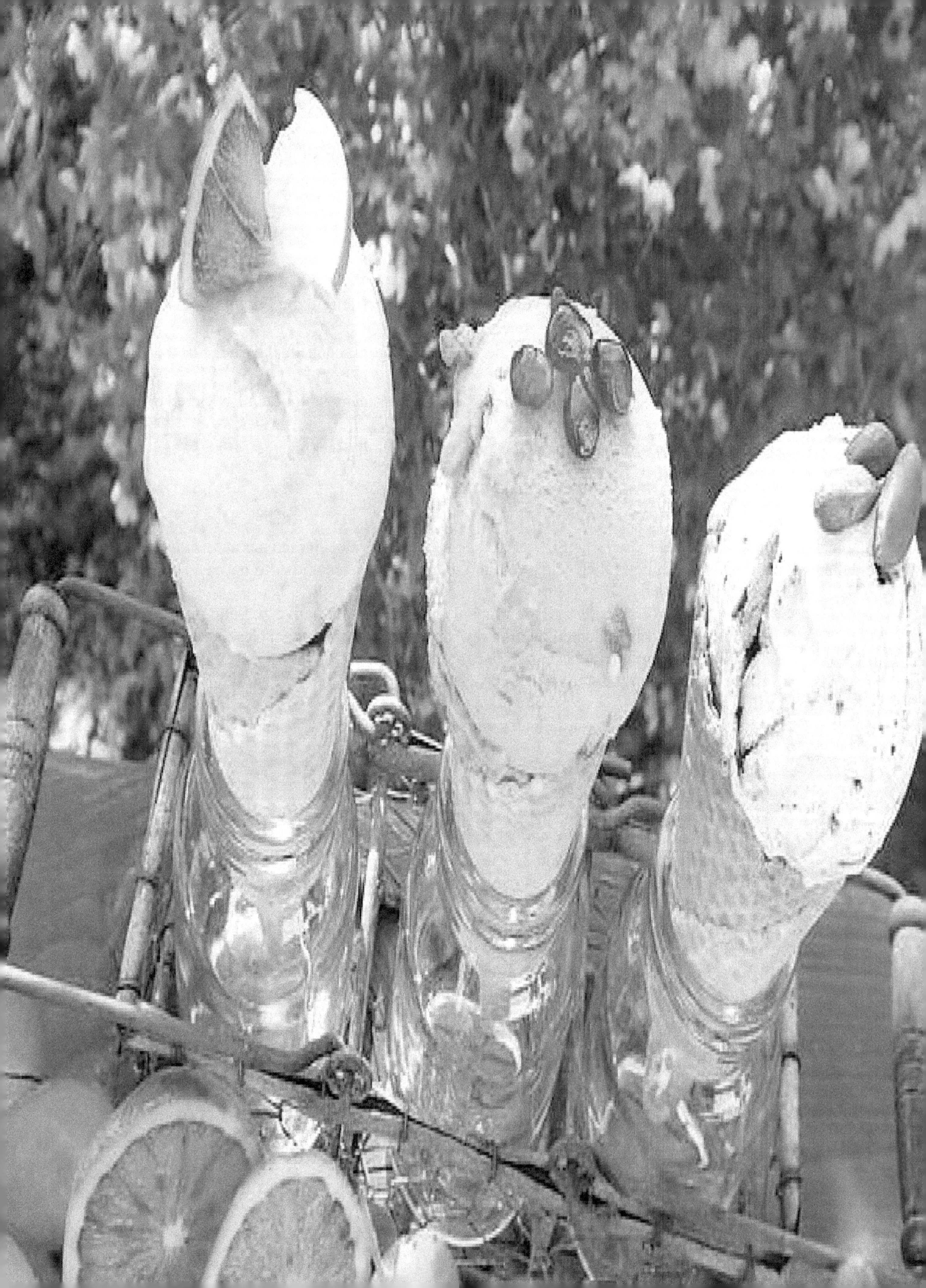

KLASSISCHES EIS

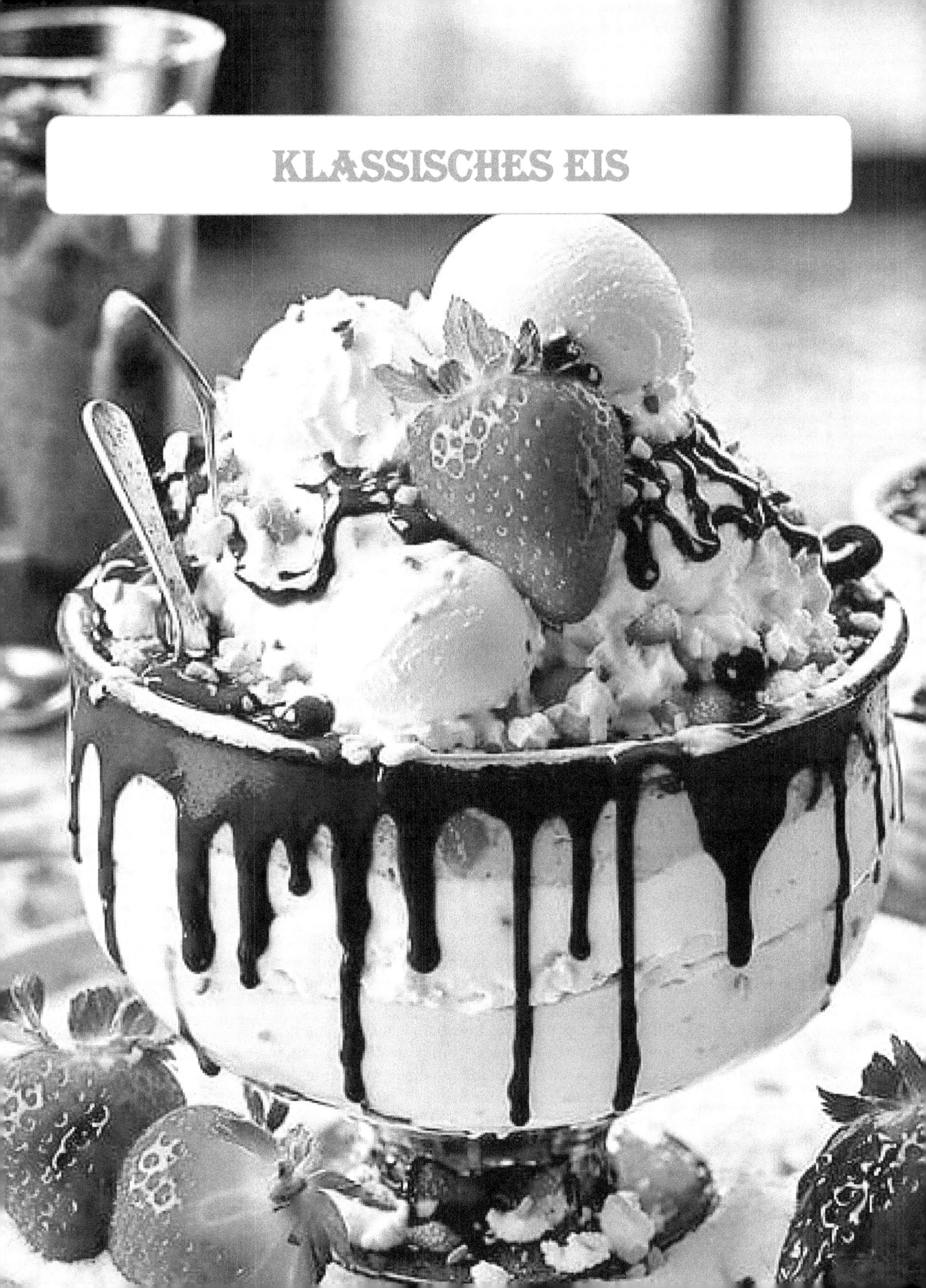

Vanilleschoten-Eis

⏱ **Zubereitungszeit:** 15 Minuten | ❄ **Kühlzeit:** 24 Stunden | 🍴 **Portionen:** 6

Zutaten:

- ❖ 2 Tassen Sahne
- ❖ 1 Tasse Vollmilch
- ❖ 3/4 Tasse Kristallzucker
- ❖ 1 Vanilleschote oder 2 Teelöffel Vanilleextrakt
- ❖ Prise Salz

Anweisungen:

1. **Vanille zubereiten**: Wenn du eine Vanilleschote verwendest, diese längs aufteilen und das Mark herauskratzen. Gib die Kerne und die Schote in einen mittelgroßen Topf.
2. **Die Mischung erhitzen**: Sahne, Vollmilch, Kristallzucker und Salz in den Topf geben. Bei mittlerer Hitze unter gelegentlichem Rühren erhitzen, bis sich der Zucker vollständig aufgelöst hat und die Mischung heiß, aber nicht kochend ist.
3. **Vanille aufgießen**: Den Topf vom Herd nehmen und die Mischung 30 Minuten ziehen lassen, damit sie den Vanillegeschmack aufgießen kann. Wenn Sie Vanilleextrakt verwenden, fügen Sie ihn jetzt hinzu.
4. **Abseihen und kalt stellen**: Die Vanilleschote herausnehmen und die Mischung in eine Schüssel geben. Abdecken und mindestens 4 Stunden, am besten über Nacht, in den Kühlschrank stellen.
5. **Verarbeitung im Creami**: Nach dem Abkühlen die Mischung in die Ninja Creami Gefrierschüssel geben und gemäß den Anweisungen zum Einhärten des Eises verarbeiten.
6. **Servieren**: Das Eis in Schüsseln oder Waffeln füllen und genießen!

Nährwertangaben: Kalorien: 250 | Kohlenhydrate: 25g | Fett: 15g | Eiweiß: 3g

Klassisches Schokoladeneis

🕐 **Zubereitungszeit:** 20 Minuten | ❄️ **Kühlzeit:** 24 Stunden | 🍽️ **Portionen:** 6

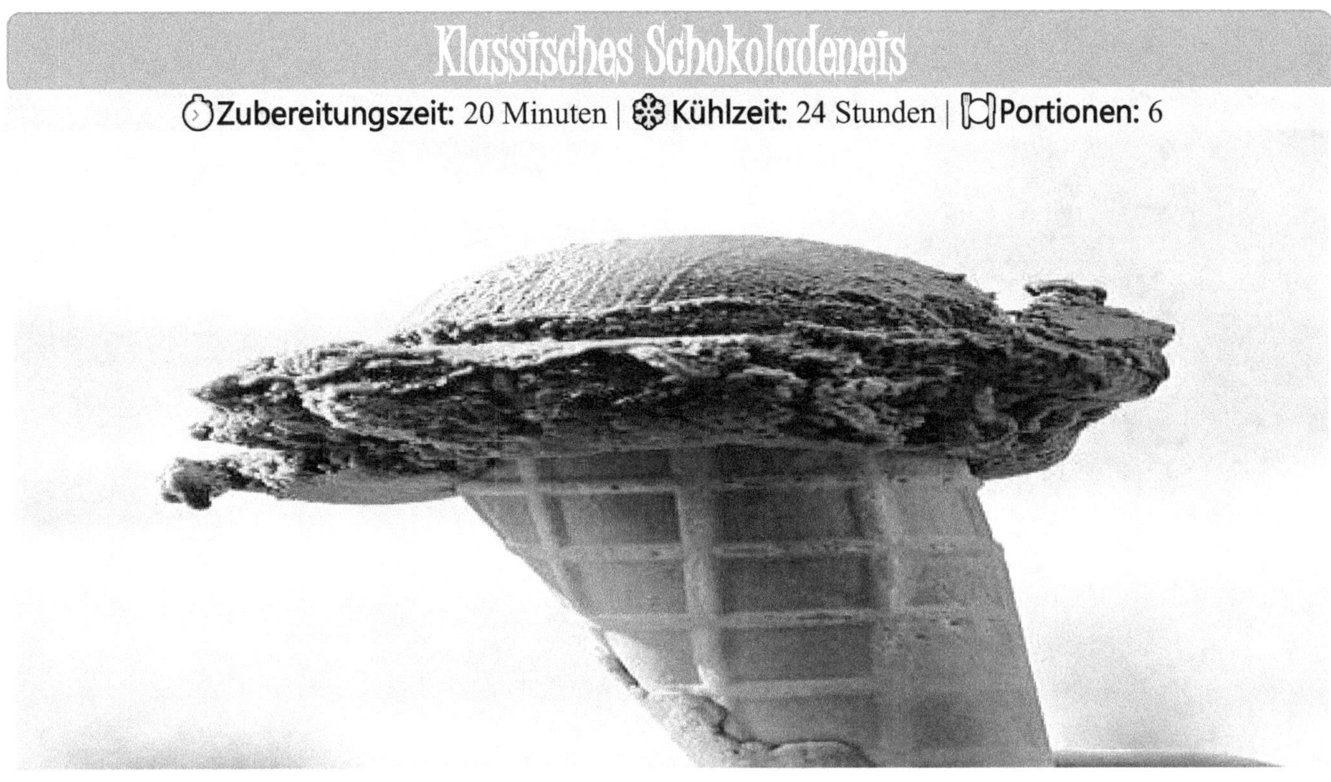

🛒 Zutaten:

- ❖ 2 Tassen Sahne
- ❖ 1 Tasse Vollmilch
- ❖ 3/4 Tasse Kristallzucker
- ❖ 1/2 Tasse ungesüßtes Kakaopulver
- ❖ 4 Unzen halbsüße Schokolade, gehackt
- ❖ 1 Teelöffel Vanilleextrakt
- ❖ Prise Salz

📖 Anweisungen:

1. **Die Mischung erhitzen**: In einem mittelgroßen Topf Sahne, Vollmilch, Zucker, Kakaopulver und Salz vermischen. Bei mittlerer Hitze unter gelegentlichem Rühren erhitzen, bis sich der Zucker aufgelöst hat und die Mischung heiß, aber nicht kochend ist.
2. **Schokolade schmelzen**: Die gehackte Schokolade zur heißen Mischung geben und rühren, bis sie vollständig geschmolzen und glatt ist.
3. **Abkühlen lassen und Vanille hinzufügen**: Den Topf vom Herd nehmen und etwas abkühlen lassen. Den Vanilleextrakt unterrühren.
4. **Kühlen**: Die Mischung in eine Schüssel geben, abdecken und mindestens 4 Stunden, am besten über Nacht, in den Kühlschrank stellen.
5. **Verarbeitung im Creami**: Nach dem Abkühlen die Mischung in die Ninja Creami Gefrierschüssel geben und gemäß den Anweisungen zum Einhärten des Eises verarbeiten.
6. **Servieren**: Das Eis in Schüsseln oder Waffeln füllen und genießen!

Nährwertangaben: Kalorien: 280 | Kohlenhydrate: 30g | Fett: 18g | Eiweiß: 4g

STRohbeere Genuss

⏱ **Zubereitungszeit:** 15 Minuten | ❄ **Kühlzeit:** 24 Stunden | 🍽 **Portionen:** 6

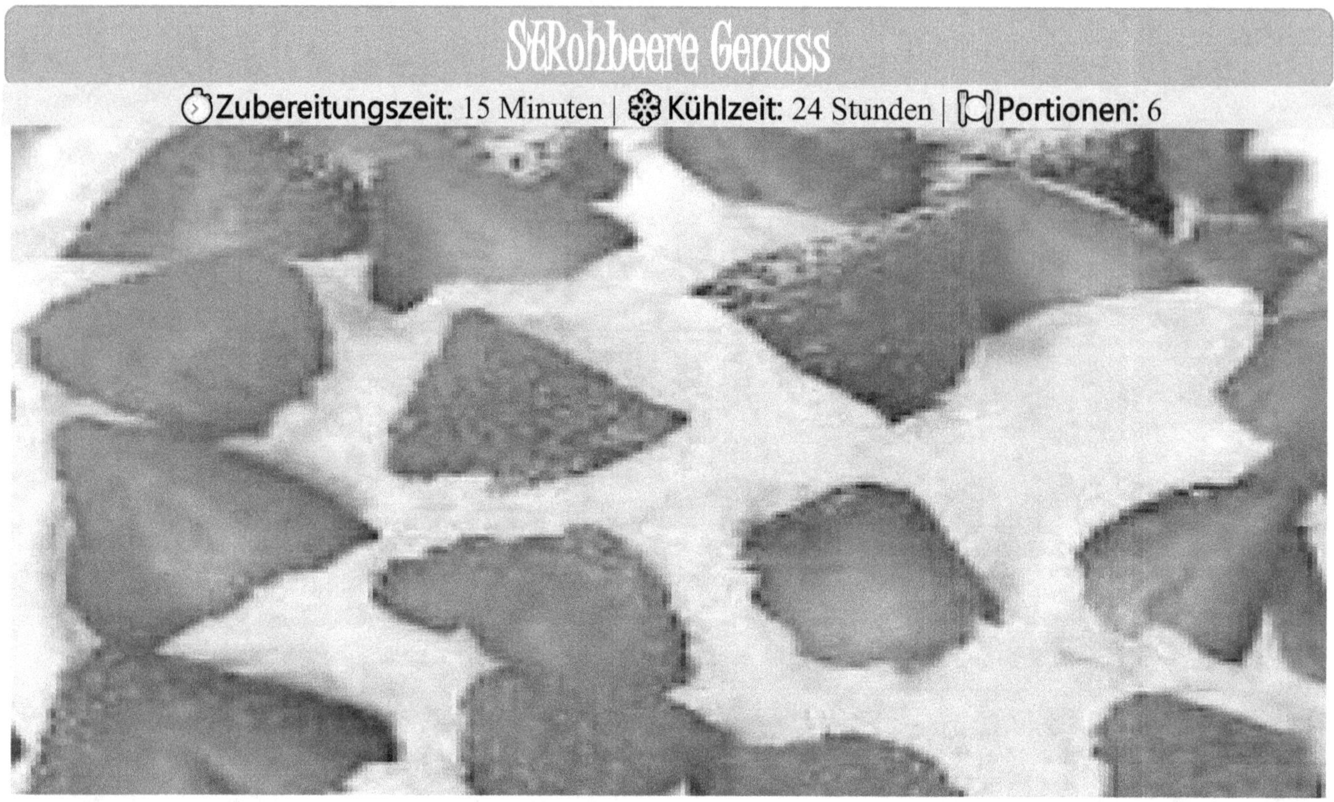

🛒 Zutaten:

- ❖ 2 Tassen frische Erdbeeren, geschält und gehackt
- ❖ 2 Tassen Sahne
- ❖ 1 Tasse Vollmilch
- ❖ 3/4 Tasse Kristallzucker
- ❖ 1 Teelöffel Zitronensaft
- ❖ 1 Teelöffel Vanilleextrakt
- ❖ Prise Salz

📋 Anweisungen:

1. **Erdbeeren vorbereiten**: In einem Mixer die Erdbeeren glatt pürieren.
2. **Erhitzen Sie die Mischung**: In einem mittelgroßen Topf Sahne, Vollmilch, Zucker, Zitronensaft und Salz vermischen. Bei mittlerer Hitze unter gelegentlichem Rühren erhitzen, bis sich der Zucker aufgelöst hat und die Mischung heiß, aber nicht kochend ist.
3. **Kombinieren und abkühlen** lassen: Den Topf vom Herd nehmen und das Erdbeerpüree und den Vanilleextrakt unterrühren.
4. **Kühlen**: Die Mischung in eine Schüssel geben, abdecken und mindestens 4 Stunden, am besten über Nacht, in den Kühlschrank stellen.
5. **Verarbeitung im Creami**: Nach dem Abkühlen die Mischung in die Ninja Creami Gefrierschüssel geben und gemäß den Anweisungen zum Einhärten des Eises verarbeiten.
6. **Servieren**: Das Eis in Schüsseln oder Waffeln füllen und genießen!

Nährwertangaben: Kalorien: 240 | Kohlenhydrate: 26g | Fett: 15g | Eiweiß: 3g

Creamy Caramel Swirl

⏱ **Zubereitungszeit:** 20 Minuten | ❄ **Kühlzeit:** 24 Stunden | 🍽 **Portionen:** 6

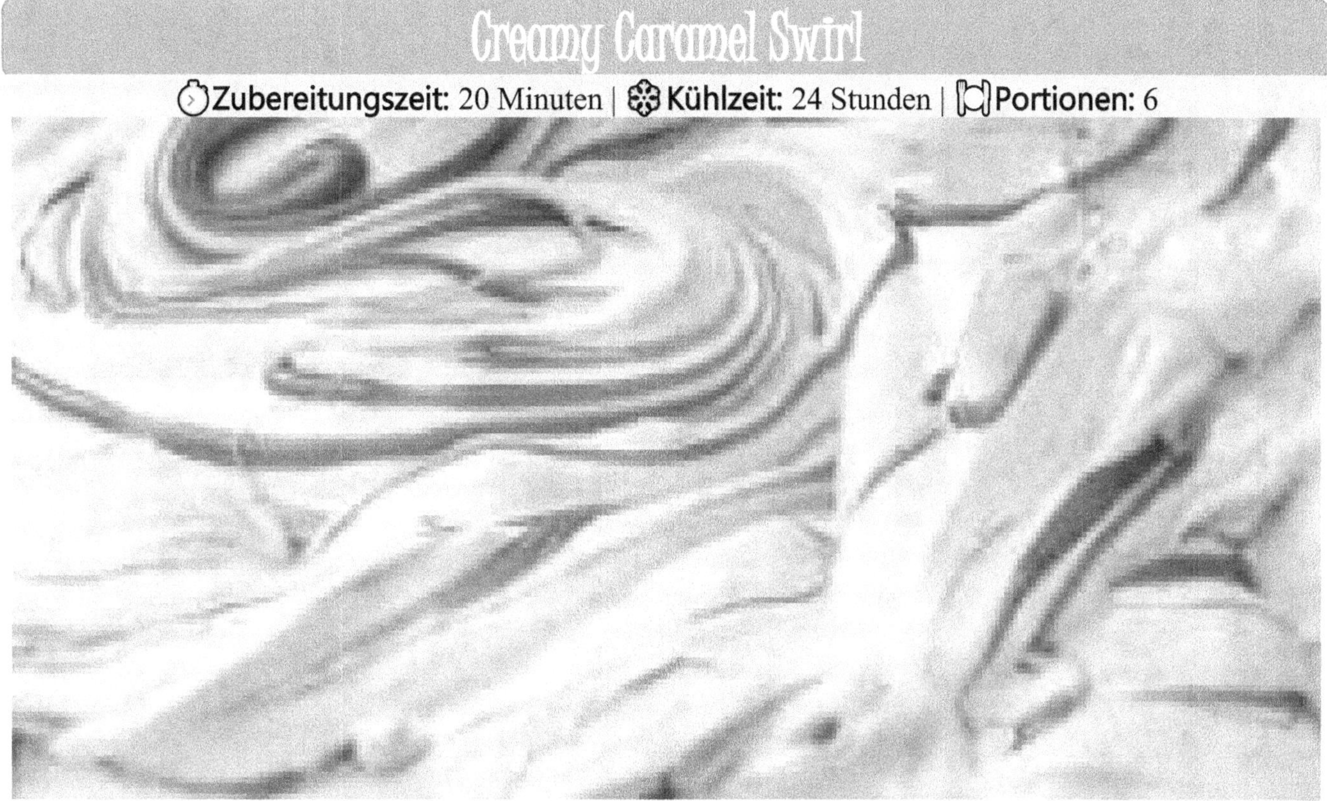

Zutaten:

- ❖ 2 Tassen Sahne
- ❖ 1 Tasse Vollmilch
- ❖ 3/4 Tasse Kristallzucker
- ❖ 1/2 Tasse Karamellsauce (im Laden gekauft oder hausgemacht)
- ❖ 1 Teelöffel Vanilleextrakt
- ❖ Prise Salz

Anweisungen:

1. **Erhitzen Sie die Mischung**: In einem mittelgroßen Topf Sahne, Vollmilch, Zucker und Salz vermischen. Bei mittlerer Hitze unter gelegentlichem Rühren erhitzen, bis sich der Zucker aufgelöst hat und die Mischung heiß, aber nicht kochend ist.
2. **Abkühlen lassen und Vanille hinzufügen**: Den Topf vom Herd nehmen und etwas abkühlen lassen. Den Vanilleextrakt unterrühren.
3. **Kühlen**: Die Mischung in eine Schüssel geben, abdecken und mindestens 4 Stunden, am besten über Nacht, in den Kühlschrank stellen.
4. **Caramel Swirl hinzufügen**: Sobald sie abgekühlt ist, gieße die Mischung in die Ninja Creami Gefrierschüssel. Die Karamellsauce dazugeben und vorsichtig in die Mischung schwenken, ohne sie vollständig zu verrühren.
5. **Verarbeitung im Creami**: Verarbeitung gemäß der Einstellanleitung für das Eis.
6. **Servieren**: Das Eis in Schüsseln oder Waffeln füllen und genießen!

Nährwertangaben: Kalorien: 270 | Kohlenhydrate: 28g | Fett: 17g | Eiweiß: 3g

Minze Schokoladenstückchen

⏱ **Zubereitungszeit:** 15 Minuten | ❄ **Kühlzeit:** 24 Stunden | 🍽 **Portionen:** 6

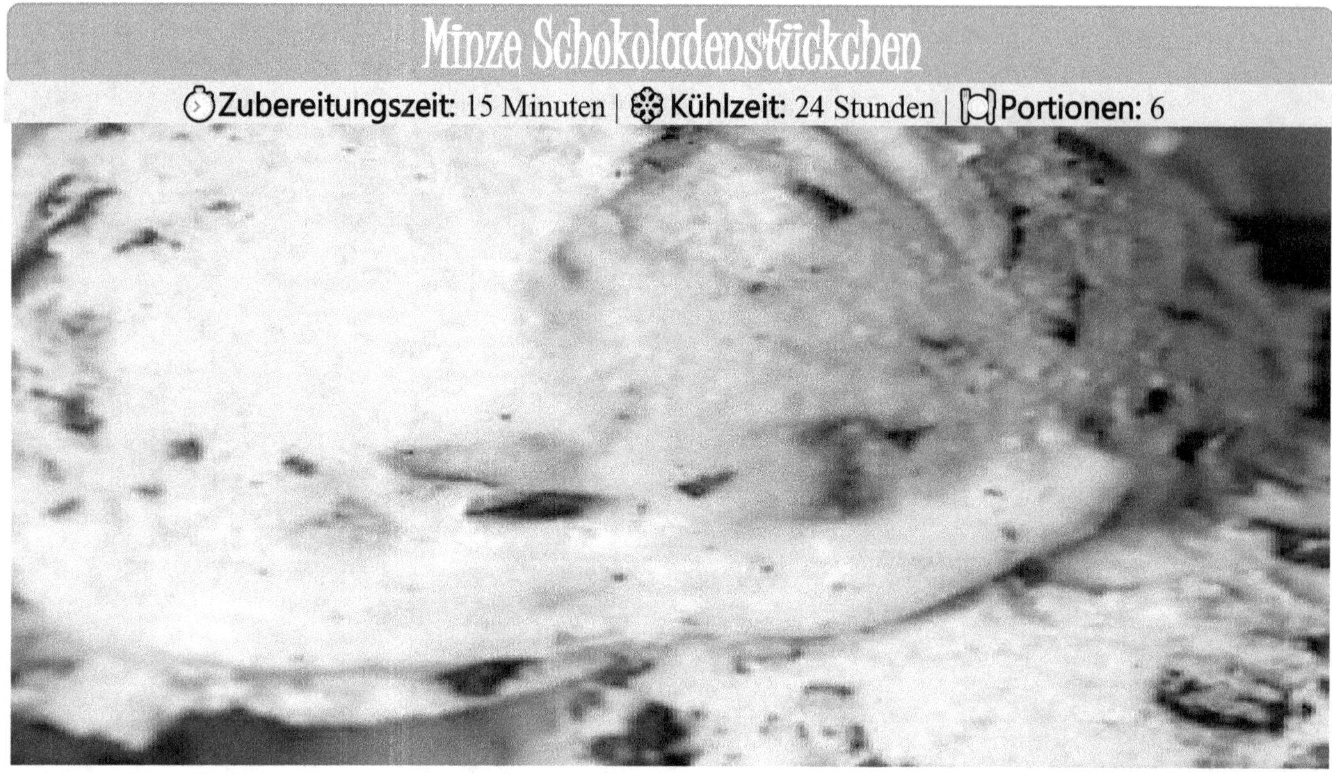

🛒 Zutaten:

- ❖ 2 Tassen Sahne
- ❖ 1 Tasse Vollmilch
- ❖ 3/4 Tasse Kristallzucker
- ❖ 1 Teelöffel Pfefferminzextrakt
- ❖ 1/2 Tasse Mini-Schokoladenstückchen
- ❖ Ein paar Tropfen grüne Lebensmittelfarbe (optional)
- ❖ Prise Salz

📋 Anweisungen:

1. **Erhitzen Sie die Mischung**: In einem mittelgroßen Topf Sahne, Vollmilch, Zucker und Salz vermischen. Bei mittlerer Hitze unter gelegentlichem Rühren erhitzen, bis sich der Zucker aufgelöst hat und die Mischung heiß, aber nicht kochend ist.
2. **Abkühlen lassen und Aromen hinzufügen**: Den Topf vom Herd nehmen und etwas abkühlen lassen. Den Pfefferminzextrakt und, falls verwendet, ein paar Tropfen grüne Lebensmittelfarbe unterrühren.
3. **Kühlen**: Die Mischung in eine Schüssel geben, abdecken und mindestens 4 Stunden, am besten über Nacht, in den Kühlschrank stellen.
4. **Schokoladenstückchen hinzufügen**: Sobald sie abgekühlt ist, gießen Sie die Mischung in die Ninja Creami-Gefrierschüssel. Die Mini-Schokoladenstückchen dazugeben.
5. **Verarbeitung im Creami**: Verarbeitung gemäß der Einstellanleitung für das Eis.
6. **Servieren**: Das Eis in Schüsseln oder Waffeln füllen und genießen!

Nährwertangaben: Kalorien: 260 | Kohlenhydrate: 27g | Fett: 16g | Eiweiß: 3g

GOURMET-EIS

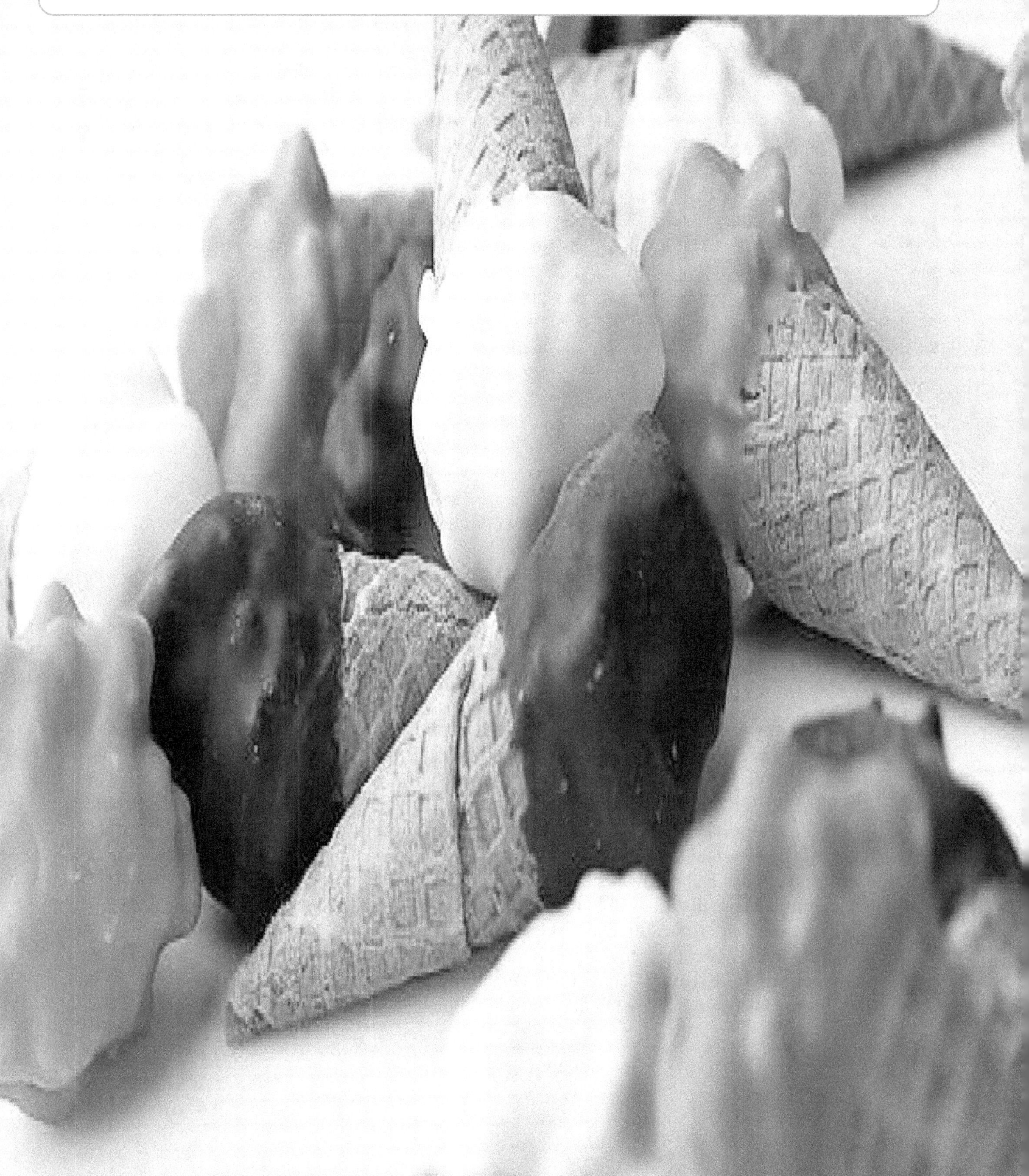

Gesalzene Karamell-Brezel

⏱ **Zubereitungszeit:** 20 Minuten | ❄ **Kühlzeit:** 24 Stunden | 🍽 **Portionen:** 6

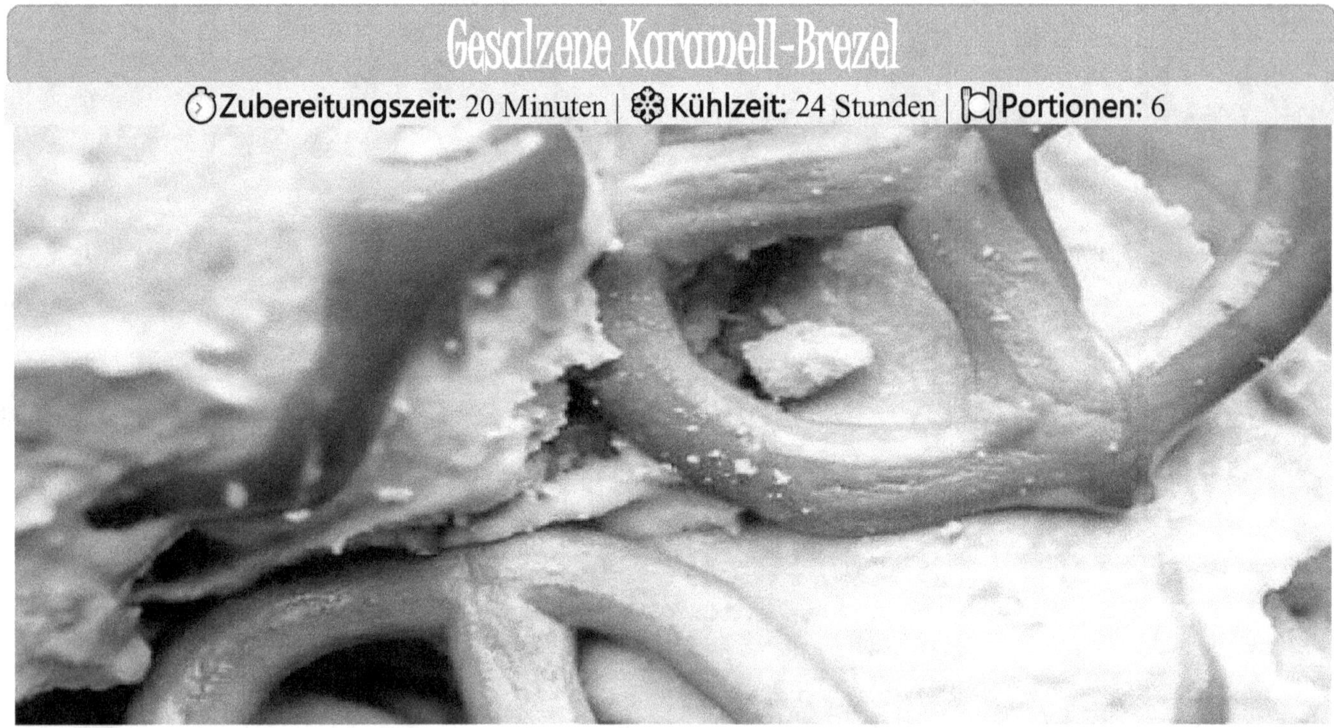

🛒 Zutaten:

- ❖ 2 Tassen Sahne
- ❖ 1 Tasse Vollmilch
- ❖ 3/4 Tasse Kristallzucker
- ❖ 1/2 Tasse Karamellsauce (im Laden gekauft oder hausgemacht)
- ❖ 1/2 Tasse zerkleinerte Brezeln
- ❖ 1 Teelöffel Vanilleextrakt
- ❖ 1/2 Teelöffel Meersalz
- ❖ Prise Salz

📋 Anweisungen:

1. **Die Mischung erhitzen**: In einem mittelgroßen Topf die Sahne, Vollmilch, Zucker und eine Prise Salz vermischen. Bei mittlerer Hitze unter gelegentlichem Rühren erhitzen, bis sich der Zucker aufgelöst hat und die Mischung heiß, aber nicht kochend ist.
2. **Abkühlen lassen und Aromen hinzufügen**: Den Topf vom Herd nehmen und etwas abkühlen lassen. Vanilleextrakt und Karamellsauce unterrühren.
3. **Kühlen**: Die Mischung in eine Schüssel geben, abdecken und mindestens 4 Stunden, am besten über Nacht, in den Kühlschrank stellen.
4. **Brezeln und Meersalz hinzufügen**: Sobald sie abgekühlt ist, gießen Sie die Mischung in die Ninja Creami Gefrierschüssel. Die zerkleinerten Brezeln und das Meersalz dazugeben und vorsichtig in die Mischung schwenken, ohne sie vollständig zu vermischen.
5. **Verarbeitung im Creami**: Verarbeitung gemäß der Einstellanleitung für das Eis.
6. **Servieren**: Das Eis in Schüsseln oder Waffeln füllen und genießen!

Nährwertangaben: Kalorien: 290 | Kohlenhydrate: 33g | Fett: 18g | Eiweiß: 3g

Dunkle Schokolade Himbeere

⏱ **Zubereitungszeit:** 20 Minuten | ❄ **Kühlzeit:** 24 Stunden | **Portionen:** 6

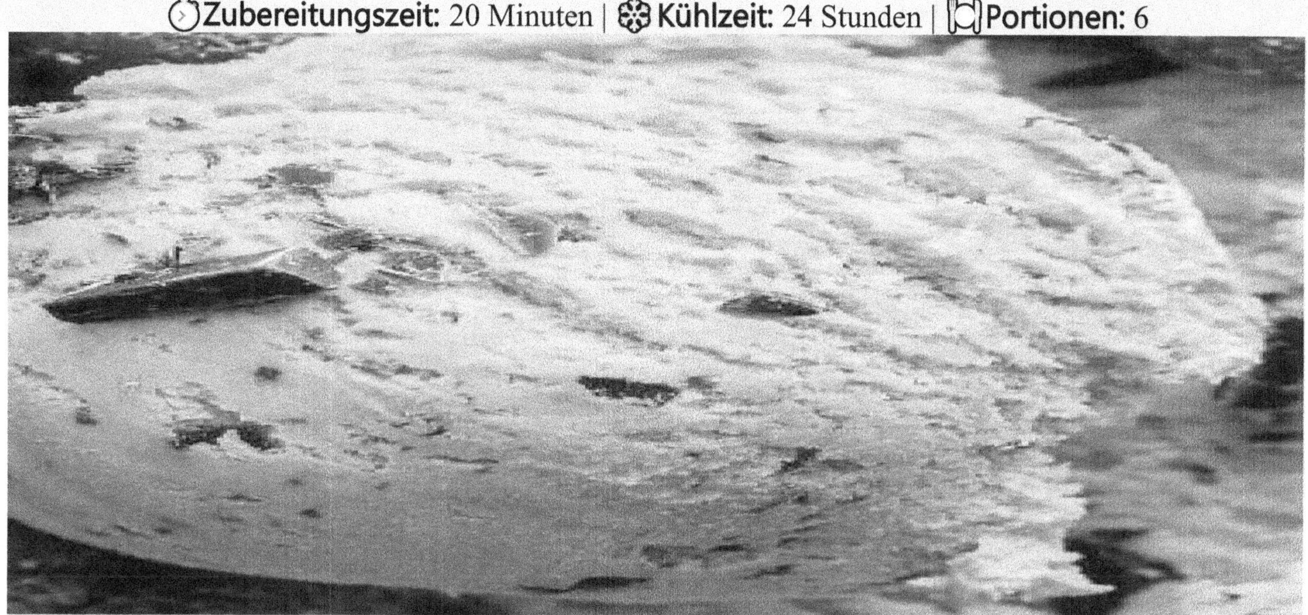

Zutaten:

- ❖ 2 Tassen Sahne
- ❖ 1 Tasse Vollmilch
- ❖ 3/4 Tasse Kristallzucker
- ❖ 1/2 Tasse ungesüßtes Kakaopulver
- ❖ 4 Unzen dunkle Schokolade, gehackt
- ❖ 1 Tasse frische Himbeeren
- ❖ 1 Teelöffel Vanilleextrakt
- ❖ Prise Salz

Anweisungen:

1. **Die Mischung erhitzen:** In einem mittelgroßen Topf die Sahne, Vollmilch, Zucker, Kakaopulver und eine Prise Salz vermischen. Bei mittlerer Hitze unter gelegentlichem Rühren erhitzen, bis sich der Zucker aufgelöst hat und die Mischung heiß, aber nicht kochend ist.
2. **Schokolade schmelzen:** Die gehackte Zartbitterschokolade zur heißen Mischung geben und rühren, bis sie vollständig geschmolzen und glatt ist.
3. **Abkühlen lassen und Himbeeren hinzufügen:** Den Topf vom Herd nehmen und etwas abkühlen lassen. Vanilleextrakt und frische Himbeeren unterrühren.
4. **Kühlen:** Die Mischung in eine Schüssel geben, abdecken und mindestens 4 Stunden, am besten über Nacht, in den Kühlschrank stellen.
5. **Verarbeitung im Creami:** Nach dem Abkühlen die Mischung in die Ninja Creami Gefrierschüssel geben und gemäß den Anweisungen zum Einhärten des Eises verarbeiten.
6. **Servieren:** Das Eis in Schüsseln oder Waffeln füllen und genießen!

Nährwertangaben: Kalorien: 310 | Kohlenhydrate: 36g | Fett: 20g | Eiweiß: 4g

Haselnuss-Espresso

⏱ **Zubereitungszeit:** 20 Minuten | ❄ **Kühlzeit:** 24 Stunden | 🍽 **Portionen:** 6

Zutaten:

- ❖ 2 Tassen Sahne
- ❖ 1 Tasse Vollmilch
- ❖ 3/4 Tasse Kristallzucker
- ❖ 1/2 Tasse Haselnussaufstrich (z. B. Nutella)
- ❖ 2 Esslöffel Instant-Espressopulver
- ❖ 1 Teelöffel Vanilleextrakt
- ❖ Prise Salz

Anweisungen:

1. **Die Mischung erhitzen**: In einem mittelgroßen Topf die Sahne, die Vollmilch, den Zucker, den Haselnussaufstrich, das Instant-Espressopulver und eine Prise Salz vermischen. Bei mittlerer Hitze unter gelegentlichem Rühren erhitzen, bis sich der Zucker aufgelöst hat und die Mischung heiß, aber nicht kochend ist.
2. **Abkühlen lassen und Vanille hinzufügen**: Den Topf vom Herd nehmen und etwas abkühlen lassen. Den Vanilleextrakt unterrühren.
3. **Kühlen**: Die Mischung in eine Schüssel geben, abdecken und mindestens 4 Stunden, am besten über Nacht, in den Kühlschrank stellen.
4. **Verarbeitung im Creami**: Nach dem Abkühlen die Mischung in die Ninja Creami Gefrierschüssel geben und gemäß den Anweisungen zum Einhärten des Eises verarbeiten.
5. **Servieren**: Das Eis in Schüsseln oder Waffeln füllen und genießen!

Nährwertangaben: Kalorien: 320 | Kohlenhydrate: 34g | Fett: 22g | Eiweiß: 5g

Lavendel-Honig

⏱ **Zubereitungszeit:** 20 Minuten | ❄ **Kühlzeit:** 24 Stunden | 🛒 **Portionen:** 6

🛒 Zutaten:

- ❖ 2 Tassen Sahne
- ❖ 1 Tasse Vollmilch
- ❖ 3/4 Tasse Kristallzucker
- ❖ 1/4 Tasse Honig
- ❖ 1 Esslöffel getrockneter kulinarischer Lavendel
- ❖ 1 Teelöffel Vanilleextrakt
- ❖ Prise Salz

📋 Anweisungen:

1. **Lavendel aufgießen**: In einem mittelgroßen Topf die Sahne, Vollmilch, Zucker, Honig und eine Prise Salz vermischen. Den getrockneten Lavendel dazugeben. Bei mittlerer Hitze unter gelegentlichem Rühren erhitzen, bis sich der Zucker aufgelöst hat und die Mischung heiß, aber nicht kochend ist.
2. **Den Lavendel ziehen lassen**: Den Topf vom Herd nehmen und 30 Minuten ziehen lassen, damit er den Lavendelgeschmack aufwirft.
3. **Abseihen und abkühlen** lassen: Den Lavendel abseihen und die Mischung in eine Schüssel geben. Etwas abkühlen lassen, dann den Vanilleextrakt unterrühren.
4. **Kühlen**: Abdecken und mindestens 4 Stunden kühl stellen, am besten über Nacht.
5. **Verarbeitung im Creami**: Nach dem Abkühlen die Mischung in die Ninja Creami Gefrierschüssel geben und gemäß den Anweisungen zum Einhärten des Eises verarbeiten.
6. **Servieren**: Das Eis in Schüsseln oder Waffeln füllen und genießen!

Nährwertangaben: Kalorien: 270 | Kohlenhydrate: 30g | Fett: 16g | Eiweiß: 3g

Matcha Grüntee

🕐 **Zubereitungszeit:** 15 Minuten | ❇️ **Kühlzeit:** 24 Stunden | 🍽 **Portionen:** 6

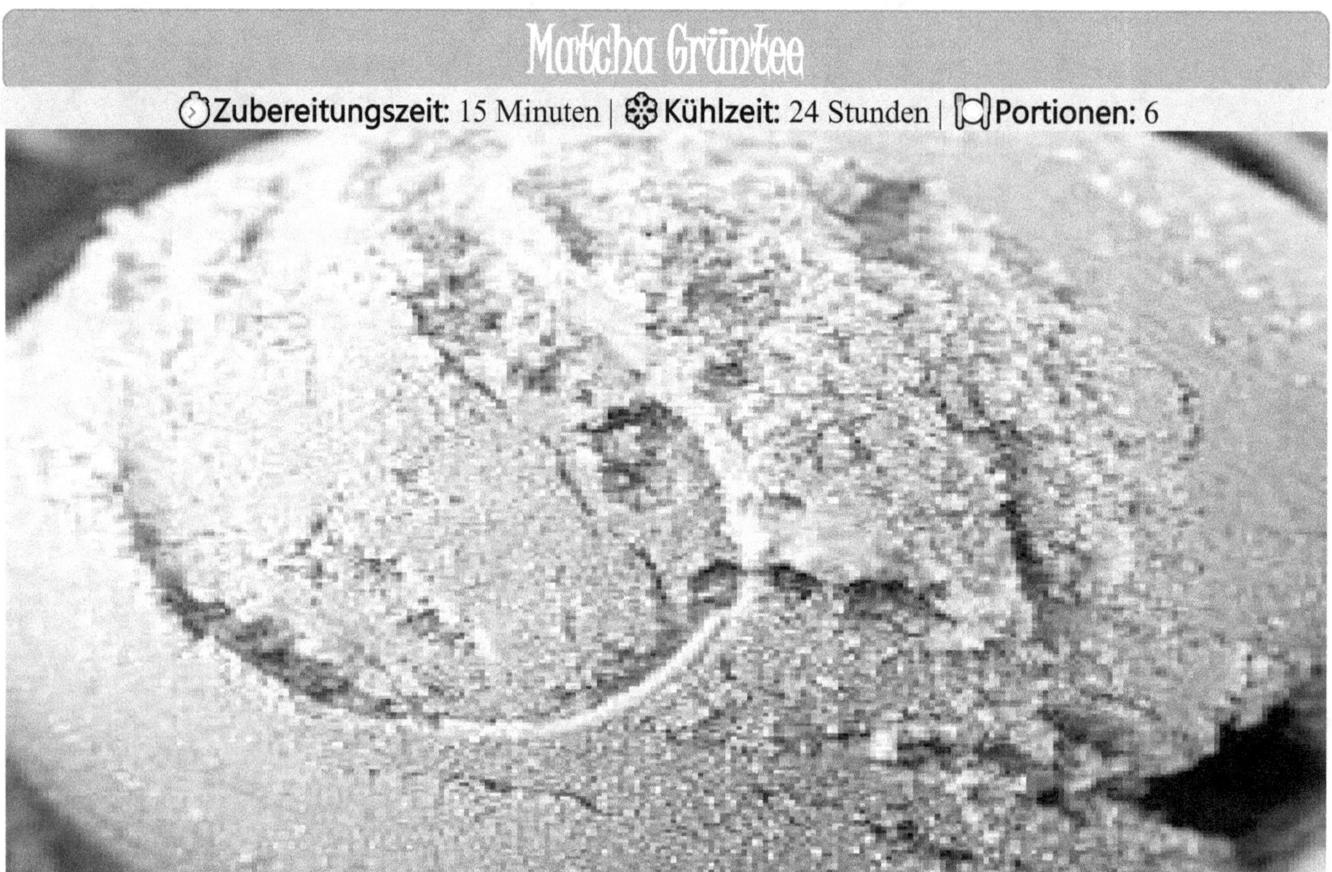

🛒 Zutaten:

- ❖ 2 Tassen Sahne
- ❖ 1 Tasse Vollmilch
- ❖ 3/4 Tasse Kristallzucker
- ❖ 2 Esslöffel Matcha-Grüntee-Pulver
- ❖ 1 Teelöffel Vanilleextrakt
- ❖ Prise Salz

📋 Anweisungen:

1. **Die Mischung erhitzen**: In einem mittelgroßen Topf die Sahne, Vollmilch, Zucker, Matcha-Pulver und eine Prise Salz vermischen. Bei mittlerer Hitze unter gelegentlichem Rühren erhitzen, bis sich der Zucker aufgelöst hat und die Mischung heiß, aber nicht kochend ist.
2. **Abkühlen lassen und Vanille hinzufügen**: Den Topf vom Herd nehmen und etwas abkühlen lassen. Den Vanilleextrakt unterrühren.
3. **Kühlen**: Die Mischung in eine Schüssel geben, abdecken und mindestens 4 Stunden, am besten über Nacht, in den Kühlschrank stellen.
4. **Verarbeitung im Creami**: Nach dem Abkühlen die Mischung in die Ninja Creami Gefrierschüssel geben und gemäß den Anweisungen zum Einhärten des Eises verarbeiten.
5. **Servieren**: Das Eis in Schüsseln oder Waffeln füllen und genießen!

Nährwertangaben: Kalorien: 260 | Kohlenhydrate: 28g | Fett: 16g | Eiweiß: 4g

SORBET-EMPFINDUNGEN

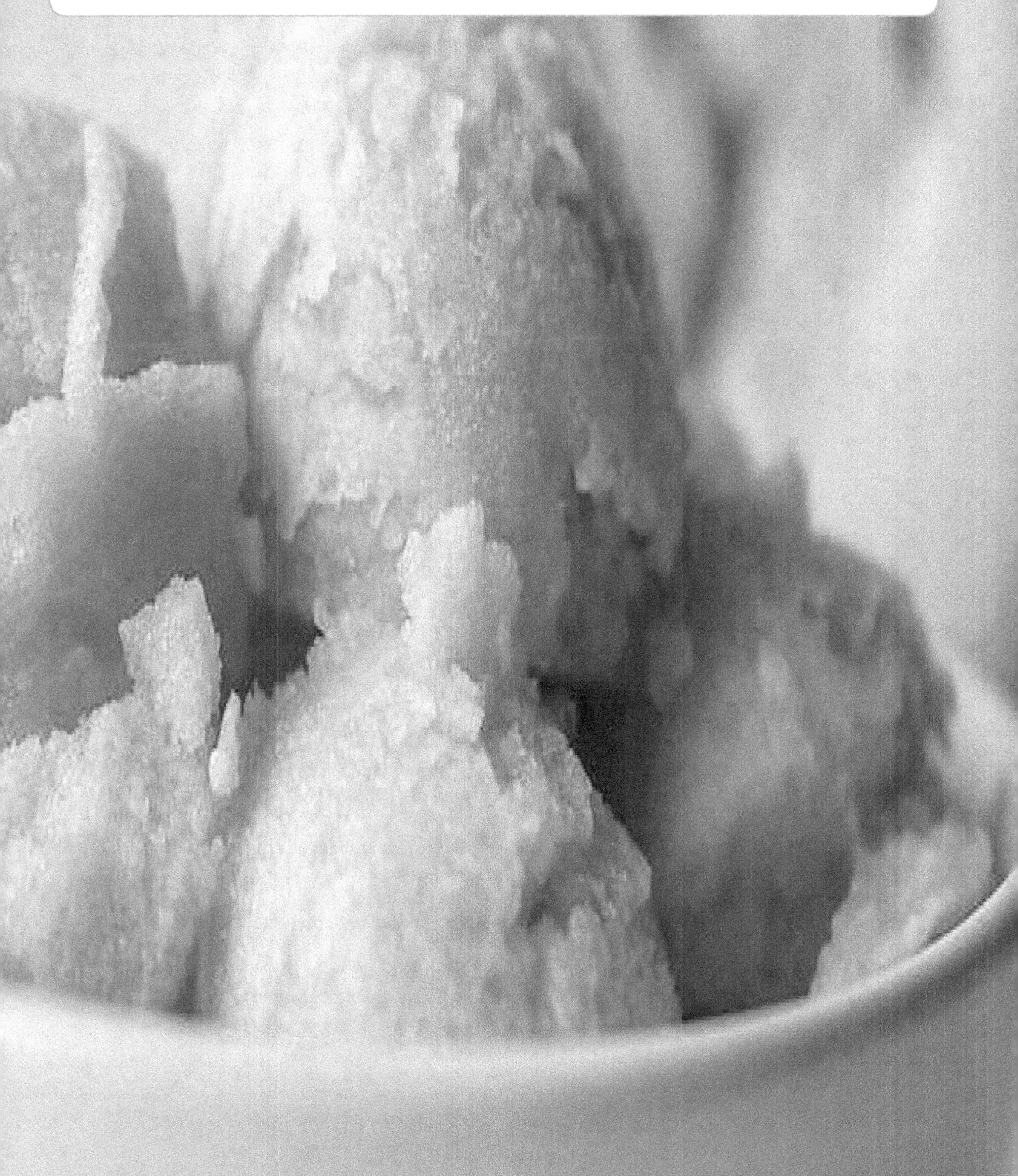

Mango Passion Sorbet

⏱ **Zubereitungszeit:** 15 Minuten | ❄ **Kühlzeit:** 4 Stunden | 🍴**Portionen:** 6

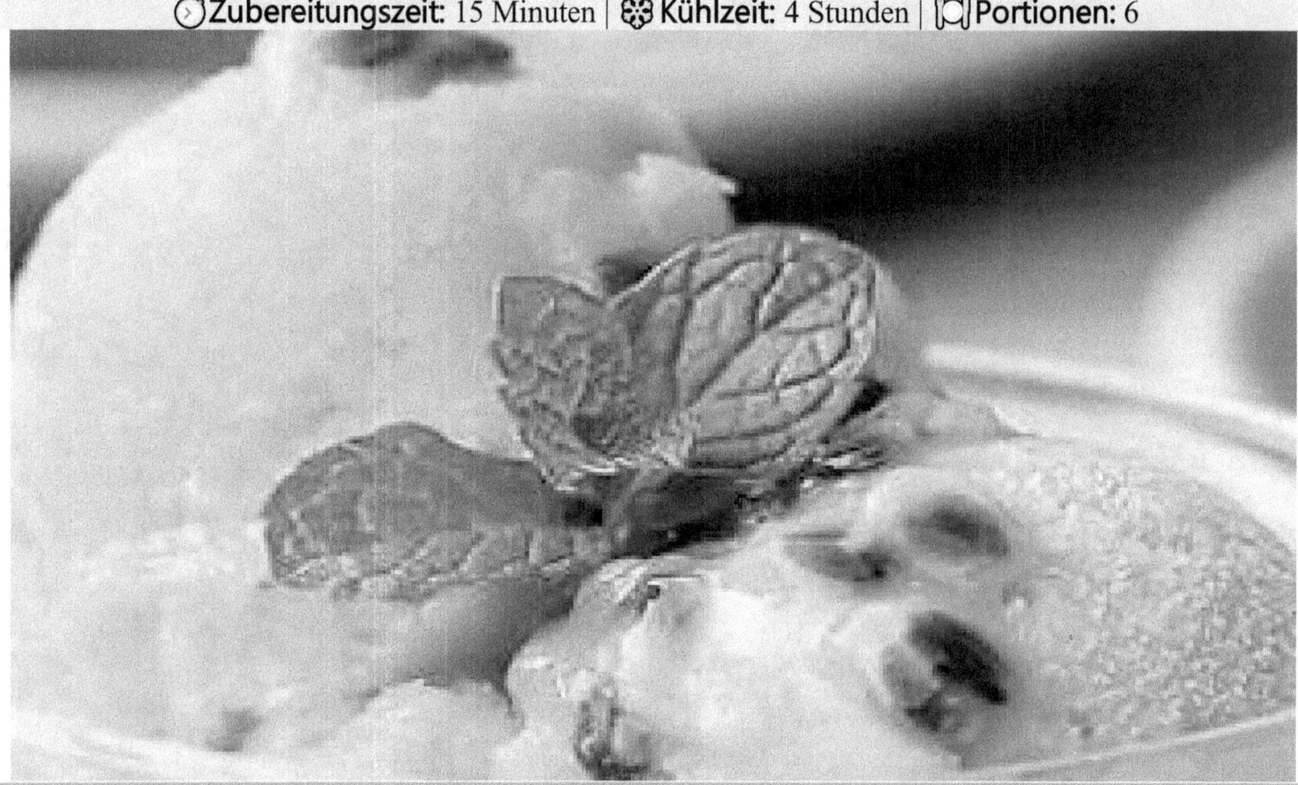

Zutaten:

- ❖ 2 Tassen frische Mango, geschält und gehackt
- ❖ 1 Tasse Maracujasaft
- ❖ 1/2 Tasse Kristallzucker
- ❖ 1/2 Tasse Wasser
- ❖ 1 EL Zitronensaft
- ❖ Prise Salz

Anweisungen:

1. **Den Sirup zubereiten**: In einem kleinen Topf das Wasser und den Zucker vermischen. Bei mittlerer Hitze unter gelegentlichem Rühren erhitzen, bis sich der Zucker vollständig aufgelöst hat. Vom Herd nehmen und abkühlen lassen.
2. **Zutaten pürieren** 🛒: In einem Mixer Mango, Maracujasaft, abgekühlten Sirup, Zitronensaft und Salz vermischen. Pürieren, bis es glatt ist.
3. **Abseihen und kühlen**: Die Mischung durch ein feinmaschiges Sieb abseihen, um jegliches Fruchtfleisch zu entfernen. In eine Schüssel geben, abdecken und mindestens 4 Stunden kühl stellen.
4. **Verarbeitung in der Creami**: Nach dem Abkühlen die Mischung in die Ninja Creami Gefrierschüssel geben und gemäß der Anleitung zum Einbinden des Sorbets verarbeiten.
5. **Servieren**: Das Sorbet in Schüsseln füllen und genießen!

Ananas-Kokos-Sorbet

⏱ **Zubereitungszeit:** 15 Minuten | ❄ **Kühlzeit:** 4 Stunden | 🍽 **Portionen:** 6

🛒 Zutaten:

- ❖ 2 Tassen frische Ananas, geschält und gehackt
- ❖ 1 Tasse Kokoswasser
- ❖ 1/2 Tasse Kristallzucker
- ❖ 1/2 Tasse Wasser
- ❖ 1 EL Limettensaft
- ❖ Prise Salz

📋 Anweisungen:

1. **Den Sirup zubereiten**: In einem kleinen Topf das Wasser und den Zucker vermischen. Bei mittlerer Hitze unter gelegentlichem Rühren erhitzen, bis sich der Zucker vollständig aufgelöst hat. Vom Herd nehmen und abkühlen lassen.
2. **Zutaten pürieren** 🛒: In einem Mixer Ananas, Kokoswasser, abgekühlten Sirup, Limettensaft und Salz vermischen. Pürieren, bis es glatt ist.
3. **Abseihen und kühlen**: Die Mischung durch ein feinmaschiges Sieb abseihen, um jegliches Fruchtfleisch zu entfernen. In eine Schüssel geben, abdecken und mindestens 4 Stunden kühl stellen.
4. **Verarbeitung in der Creami**: Nach dem Abkühlen die Mischung in die Ninja Creami Gefrierschüssel geben und gemäß der Anleitung zum Einbinden des Sorbets verarbeiten.
5. **Servieren**: Das Sorbet in Schüsseln füllen und genießen!

Nährwertangaben: Kalorien: 110 | Kohlenhydrate: 28g | Fett: 0g | Eiweiß: 1g

Zitronen-Basilikum-Sorbet

⏱ **Zubereitungszeit:** 15 Minuten | ❄ **Kühlzeit:** 4 Stunden | 🍽 **Portionen:** 6

🛒 Zutaten:

- ❖ 1 Tasse frischer Zitronensaft (ca. 4-5 Zitronen)
- ❖ 1/2 Tasse Kristallzucker
- ❖ 1/2 Tasse Wasser
- ❖ 1/4 Tasse frische Basilikumblätter, fein gehackt
- ❖ 1 Tasse kaltes Wasser
- ❖ Prise Salz

📋 Anweisungen:

- ❖ **Den Sirup zubereiten**: In einem kleinen Topf das Wasser und den Zucker vermischen. Bei mittlerer Hitze unter gelegentlichem Rühren erhitzen, bis sich der Zucker vollständig aufgelöst hat. Vom Herd nehmen und abkühlen lassen.
- ❖ **Zutaten pürieren** 🛒: In einem Mixer Zitronensaft, abgekühlten Sirup, Basilikumblätter, kaltes Wasser und Salz vermischen. Pürieren, bis es glatt ist.
- ❖ **Abseihen und kühlen**: Die Mischung durch ein feinmaschiges Sieb abseihen, um jegliches Fruchtfleisch zu entfernen. In eine Schüssel geben, abdecken und mindestens 4 Stunden kühl stellen.
- ❖ **Verarbeitung in der Creami**: Nach dem Abkühlen die Mischung in die Ninja Creami Gefrierschüssel geben und gemäß der Anleitung zum Einbinden des Sorbets verarbeiten.
- ❖ **Servieren**: Das Sorbet in Schüsseln füllen und genießen!

Nährwertangaben: Kalorien: 70 | Kohlenhydrate: 18g | Fett: 0g | Eiweiß: 0g

Wassermelonen-Minz-Sorbet

⏱ **Zubereitungszeit:** 15 Minuten | ❄ **Kühlzeit:** 4 Stunden | 🍴 **Portionen:** 6

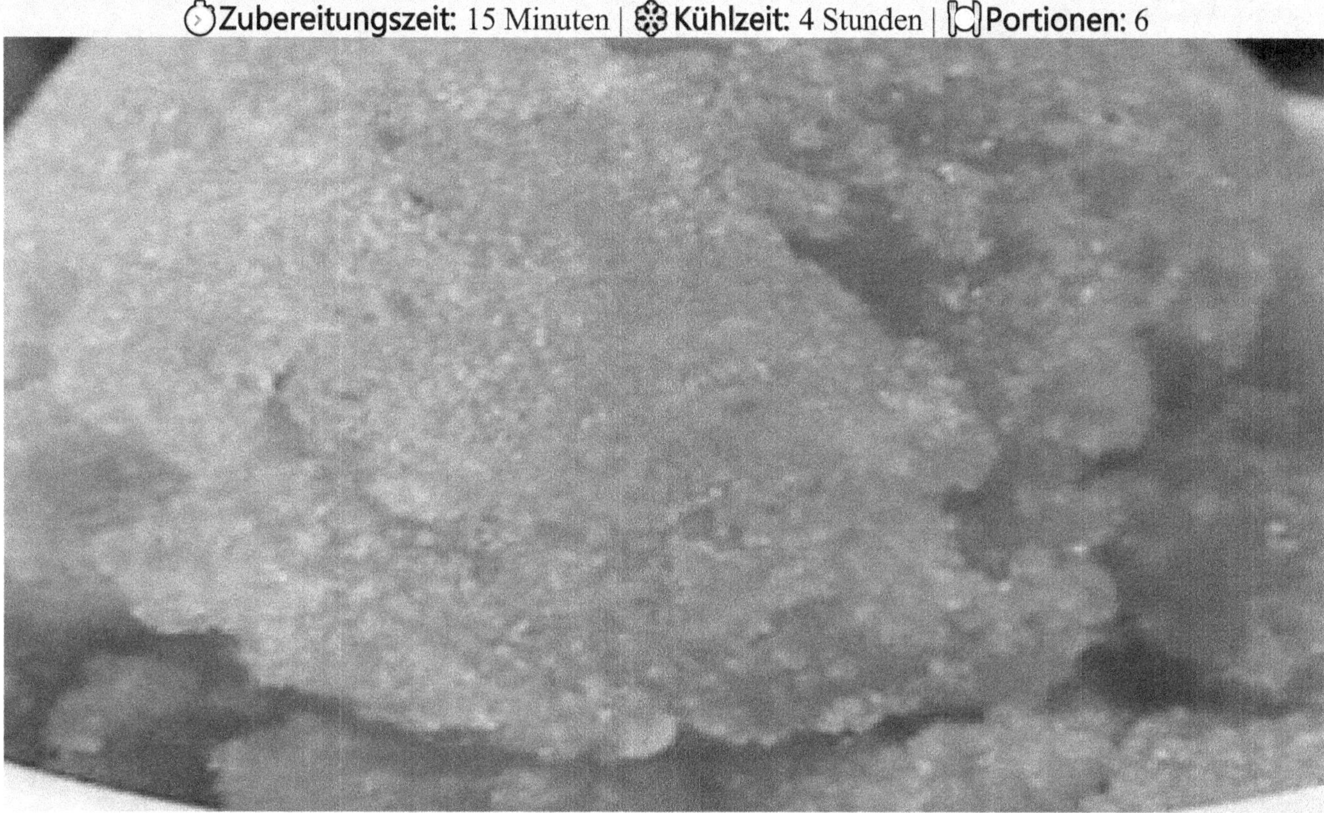

Zutaten:

- ❖ 4 Tassen frische Wassermelone, entkernt und gehackt
- ❖ 1/2 Tasse Kristallzucker
- ❖ 1/2 Tasse Wasser
- ❖ 1/4 Tasse frische Minzblätter, fein gehackt
- ❖ 1 EL Limettensaft
- ❖ Prise Salz

Anweisungen:

1. **Den Sirup zubereiten**: In einem kleinen Topf das Wasser und den Zucker vermischen. Bei mittlerer Hitze unter gelegentlichem Rühren erhitzen, bis sich der Zucker vollständig aufgelöst hat. Vom Herd nehmen und abkühlen lassen.
2. **Zutaten pürieren** 🛒: In einem Mixer die Wassermelone, den abgekühlten Sirup, die Minzblätter, den Limettensaft und das Salz vermischen. Pürieren, bis es glatt ist.
3. **Abseihen und kühlen**: Die Mischung durch ein feinmaschiges Sieb abseihen, um jegliches Fruchtfleisch zu entfernen. In eine Schüssel geben, abdecken und mindestens 4 Stunden kühl stellen.
4. **Verarbeitung in der Creami**: Nach dem Abkühlen die Mischung in die Ninja Creami Gefrierschüssel geben und gemäß der Anleitung zum Einbinden des Sorbets verarbeiten.
5. **Servieren**: Das Sorbet in Schüsseln füllen und genießen!

Nährwertangaben: Kalorien: 90 | Kohlenhydrate: 23g | Fett: 0g | Eiweiß: 1g

Beeren-Glückseligkeit-Sorbet

⏱ **Zubereitungszeit:** 15 Minuten | ❄ **Kühlzeit:** 4 Stunden | 🍽 **Portionen:** 6

🛒 Zutaten:

- ❖ 2 Tassen gemischte Beeren (Erdbeeren, Heidelbeeren, Himbeeren, Brombeeren)
- ❖ 1/2 Tasse Kristallzucker
- ❖ 1/2 Tasse Wasser
- ❖ 1 EL Zitronensaft
- ❖ Prise Salz

📋 Anweisungen:

1. **Den Sirup zubereiten**: In einem kleinen Topf das Wasser und den Zucker vermischen. Bei mittlerer Hitze unter gelegentlichem Rühren erhitzen, bis sich der Zucker vollständig aufgelöst hat. Vom Herd nehmen und abkühlen lassen.
2. **Mixen Sie die Zutaten:** In einem Mixer die gemischten Beeren, den abgekühlten Sirup, den Zitronensaft und das Salz vermischen. Pürieren, bis es glatt ist.
3. **Abseihen und** kühlen: Die Mischung durch ein feinmaschiges Sieb abseihen, um Fruchtfleisch und Kerne zu entfernen. In eine Schüssel geben, abdecken und mindestens 4 Stunden kühl stellen.
4. **Verarbeitung in der Creami**: Nach dem Abkühlen die Mischung in die Ninja Creami Gefrierschüssel geben und gemäß der Anleitung zum Einbinden des Sorbets verarbeiten.
5. **Servieren**: Das Sorbet in Schüsseln füllen und genießen!

GEFRORENE JOGHURTS

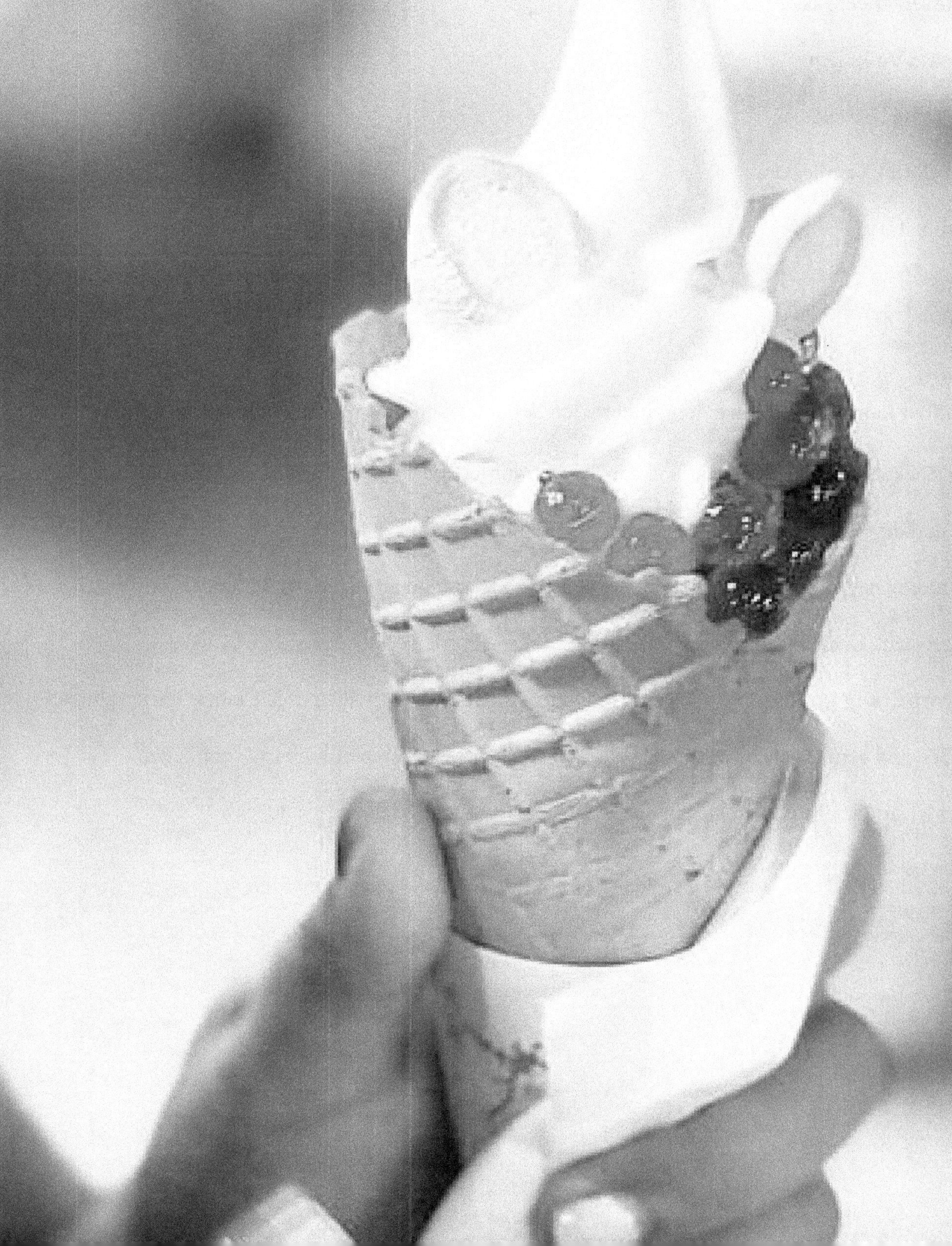

Griechischer Vanillejoghurt

🕐 **Zubereitungszeit:** 10 Minuten | ❄️ **Kühlzeit:** 4 Stunden | 🍴 **Portionen:** 6

🛒 Zutaten:

- ❖ 2 Tassen griechischer Naturjoghurt
- ❖ 1 Tasse Vollmilch
- ❖ 3/4 Tasse Kristallzucker
- ❖ 2 Teelöffel Vanilleextrakt
- ❖ Prise Salz

📋 Anweisungen:

1. **Zutaten kombinieren :** In einer mittelgroßen Schüssel den griechischen Joghurt, die Vollmilch, den Zucker, den Vanilleextrakt und das Salz verquirlen, bis sich der Zucker vollständig aufgelöst hat und die Mischung glatt ist.

2. **Kühlen:** Die Mischung in eine Schüssel geben, abdecken und mindestens 4 Stunden, am besten über Nacht, in den Kühlschrank stellen.

3. **Verarbeitung im Creami:** Nach dem Abkühlen die Mischung in die Ninja Crami-Gefrierschüssel gießen und gemäß den Anweisungen zum Einstellen des gefrorenen Joghurts verarbeiten.

4. **Servieren:** Den Frozen Yogurt in Schüsseln oder Waffeln füllen und genießen!

Nährwertangaben: Kalorien: 180 | Kohlenhydrate: 26g | Fett: 5g | Eiweiß: 7g

Honig-Mandel-Frozen Yogurt

⏱ **Zubereitungszeit:** 10 Minuten | ❄ **Kühlzeit:** 4 Stunden | 🍽 **Portionen:** 6

🛒 Zutaten:

- ❖ 2 Tassen griechischer Naturjoghurt
- ❖ 1 Tasse Vollmilch
- ❖ 1/2 Tasse Honig
- ❖ 1/2 Tasse fein gehackte Mandeln
- ❖ 1 Teelöffel Mandelextrakt
- ❖ Prise Salz

📋 Anweisungen:

1. **Zutaten kombinieren:** In einer mittelgroßen Schüssel den griechischen Joghurt, die Vollmilch, den Honig, den Mandelextrakt und das Salz glatt rühren. Die gehackten Mandeln unterrühren.
2. **Kühlen:** Die Mischung in eine Schüssel geben, abdecken und mindestens 4 Stunden, am besten über Nacht, in den Kühlschrank stellen.
3. **Verarbeitung im Creami:** Nach dem Abkühlen die Mischung in die Ninja Crami-Gefrierschüssel gießen und gemäß den Anweisungen zum Einstellen des gefrorenen Joghurts verarbeiten.
4. **Servieren:** Den Frozen Yogurt in Schüsseln oder Waffeln füllen und genießen!

Nährwertangaben: Kalorien: 220 | Kohlenhydrate: 27g | Fett: 8g | Eiweiß: 8g

Blaubeer-Bliss Frozen Joghurt

Zubereitungszeit: 15 Minuten | **Kühlzeit:** 4 Stunden | **Portionen:** 6

Zutaten:

1. 2 Tassen griechischer Naturjoghurt
2. 1 Tasse Vollmilch
3. 3/4 Tasse Kristallzucker
4. 1 Tasse frische Heidelbeeren
5. 1 Teelöffel Zitronensaft
6. 1 Teelöffel Vanilleextrakt
7. Prise Salz

Anweisungen:

1. **Heidelbeeren vorbereiten**: In einem Mixer die Heidelbeeren glatt pürieren. Durch ein feinmaschiges Sieb abseihen, um die Kerne zu entfernen, falls gewünscht.
2. **Zutaten kombinieren:** In einer mittelgroßen Schüssel den griechischen Joghurt, die Vollmilch, den Zucker, das Blaubeerpüree, den Zitronensaft, den Vanilleextrakt und das Salz verquirlen, bis sich der Zucker vollständig aufgelöst hat und die Mischung glatt ist.
3. **Kühlen**: Die Mischung in eine Schüssel geben, abdecken und mindestens 4 Stunden, am besten über Nacht, in den Kühlschrank stellen.
4. **Verarbeitung im Creami**: Nach dem Abkühlen die Mischung in die Ninja Crami-Gefrierschüssel gießen und gemäß den Anweisungen zum Einstellen des gefrorenen Joghurts verarbeiten.
5. **Servieren**: Den Frozen Yogurt in Schüsseln oder Waffeln füllen und genießen!

Nährwertangaben: Kalorien: 190 | Kohlenhydrate: 30g | Fett: 5g | Eiweiß: 7g

Pfirsich-Ingwer-Frozen Yogurt

○ **Zubereitungszeit:** 15 Minuten | ❄ **Kühlzeit:** 4 Stunden | **Portionen:** 6

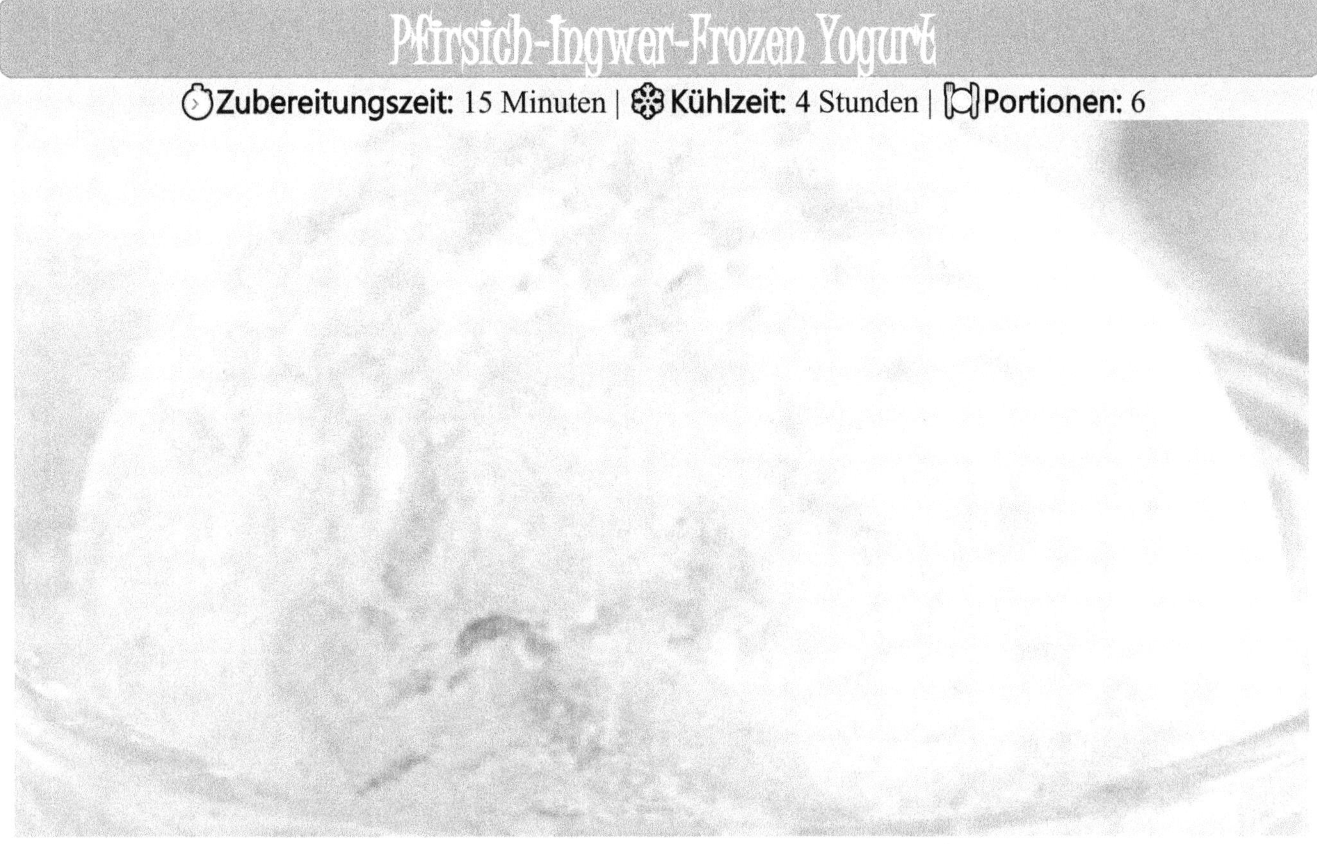

Zutaten:

1. 2 Tassen griechischer Naturjoghurt
2. 1 Tasse Vollmilch
3. 3/4 Tasse Kristallzucker
4. 2 Tassen frische Pfirsiche, geschält und gehackt
5. 1 Teelöffel geriebener frischer Ingwer
6. 1 Teelöffel Vanilleextrakt
7. Prise Salz

Anweisungen:

1. **Pfirsiche zubereiten:** In einem Mixer die Pfirsiche glatt pürieren.
2. **Zutaten kombinieren:** In einer mittelgroßen Schüssel den griechischen Joghurt, die Vollmilch, den Zucker, das Pfirsichpüree, den geriebenen Ingwer, den Vanilleextrakt und das Salz verquirlen, bis sich der Zucker vollständig aufgelöst hat und die Mischung glatt ist.
3. **Kühlen:** Die Mischung in eine Schüssel geben, abdecken und mindestens 4 Stunden, am besten über Nacht, in den Kühlschrank stellen.
4. **Verarbeitung im Creami:** Nach dem Abkühlen die Mischung in die Ninja Crami-Gefrierschüssel gießen und gemäß den Anweisungen zum Einstellen des gefrorenen Joghurts verarbeiten.
5. **Servieren:** Den Frozen Yogurt in Schüsseln oder Waffeln füllen und genießen!

Nährwertangaben: Kalorien: 200 | Kohlenhydrate: 32g | Fett: 5g | Eiweiß: 7g

Schoko-Bananen-Frozen Joghurt

⏱ **Zubereitungszeit:** 15 Minuten | ❄ **Kühlzeit:** 4 Stunden | 🍽 **Portionen:** 6

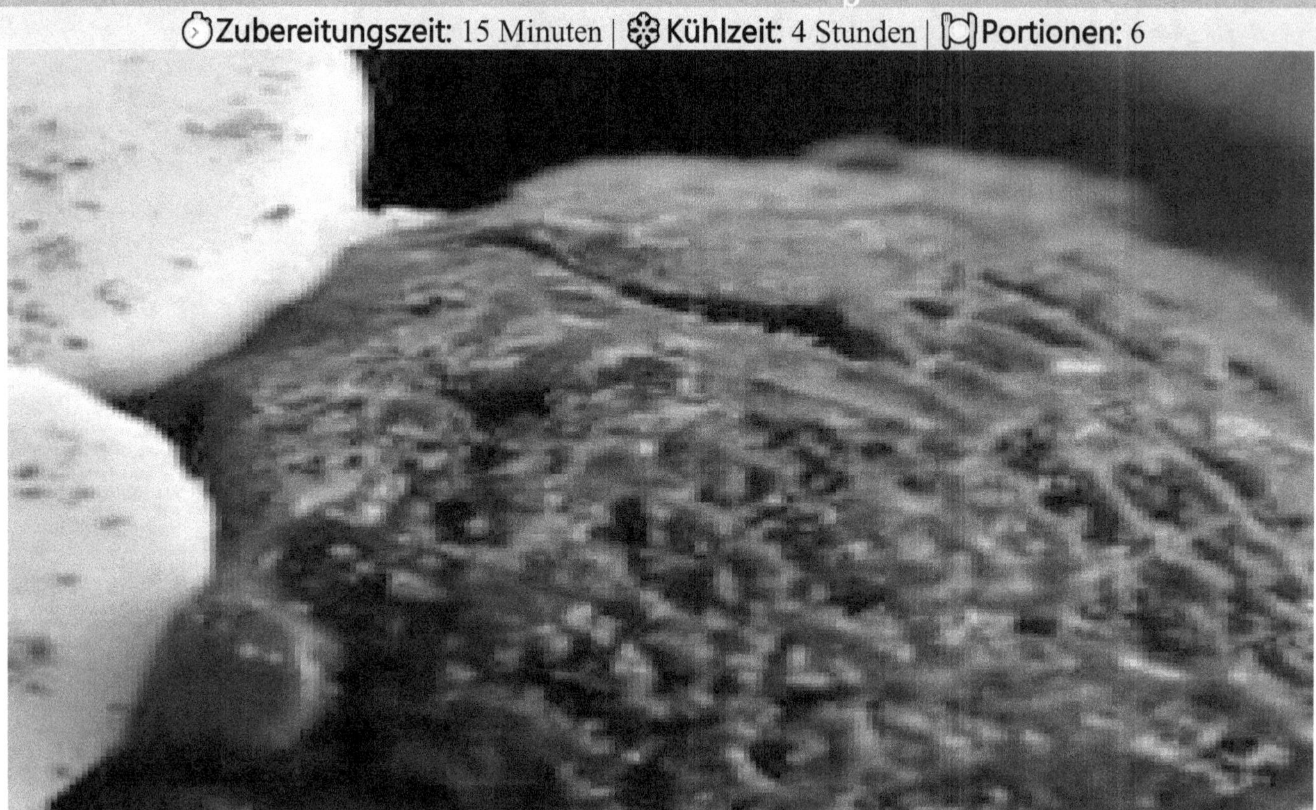

🛒 Zutaten:

- ❖ 2 Tassen griechischer Naturjoghurt
- ❖ 1 Tasse Vollmilch
- ❖ 3/4 Tasse Kristallzucker
- ❖ 1/2 Tasse ungesüßtes Kakaopulver
- ❖ 2 reife Bananen, püriert
- ❖ 1 Teelöffel Vanilleextrakt
- ❖ Prise Salz

📋 Anweisungen:

1. **Bereiten Sie die Mischung vor**: In einem Mixer die zerdrückten Bananen, den griechischen Joghurt, die Vollmilch, den Zucker, das Kakaopulver, den Vanilleextrakt und das Salz vermischen. Pürieren, bis es glatt ist.
2. **Kühlen**: Die Mischung in eine Schüssel geben, abdecken und mindestens 4 Stunden, am besten über Nacht, in den Kühlschrank stellen.
3. **Verarbeitung im Creami**: Nach dem Abkühlen die Mischung in die Ninja Crami-Gefrierschüssel gießen und gemäß den Anweisungen zum Einstellen des gefrorenen Joghurts verarbeiten.
4. **Servieren**: Den Frozen Yogurt in Schüsseln oder Waffeln füllen und genießen!

Nährwertangaben: Kalorien: 210 | Kohlenhydrate: 38g | Fett: 5g | Eiweiß: 7g

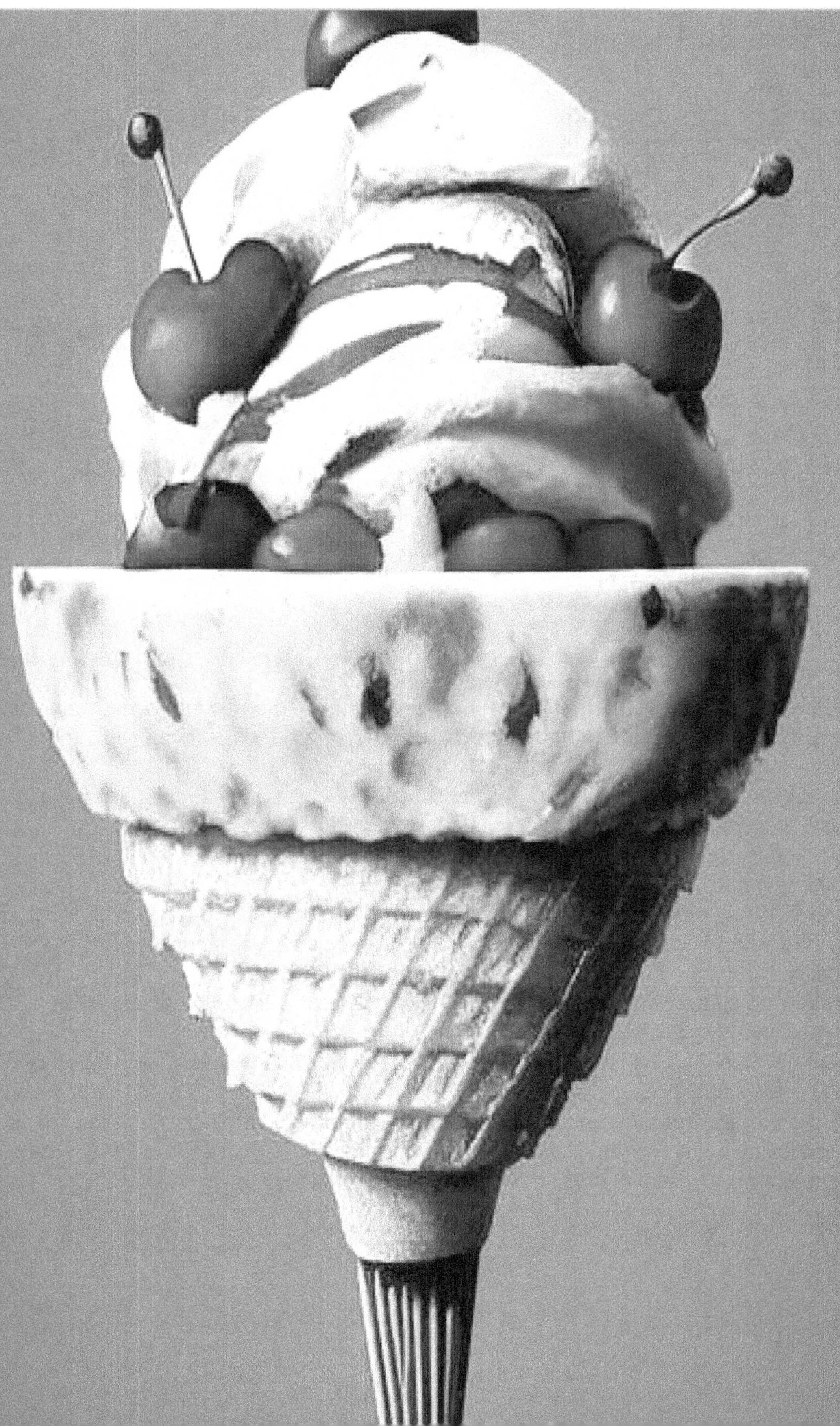

Klassisches italienisches Vanille-Gelato

⏱ **Zubereitungszeit:** 20 Minuten | ❄ **Kühlzeit:** 24 Stunden | 🍽 **Portionen:** 6

🛒 Zutaten:

- ❖ 2 Tassen Vollmilch
- ❖ 1 Tasse Sahne
- ❖ 3/4 Tasse Kristallzucker
- ❖ 5 große Eigelb
- ❖ 2 Teelöffel Vanilleextrakt
- ❖ Prise Salz

📋 Anweisungen:

1. **Milch und Sahne erhitzen**: In einem mittelgroßen Topf die Vollmilch, die Sahne und die Hälfte des Zuckers vermischen. Bei mittlerer Hitze erhitzen, bis die Mischung heiß, aber nicht kochend ist.
2. **Eigelb und Zucker verquirlen**: In einer separaten Schüssel das Eigelb, den restlichen Zucker und das Salz verquirlen, bis die Mischung hell und dickflüssig ist.
3. **Eier temperieren**: Die heiße Milchmischung nach und nach in die Eigelbmasse gießen und dabei ständig verquirlen, damit die Eier nicht gerinnen.
4. **Den Pudding kochen**: Die Mischung wieder in den Topf geben und bei schwacher Hitze unter ständigem Rühren kochen, bis sie so dick ist, dass sie die Rückseite eines Löffels bedeckt. Nicht kochen lassen.
5. **Abkühlen lassen und Vanille hinzufügen**: Vom Herd nehmen und den Vanilleextrakt unterrühren. Etwas abkühlen lassen.
6. **Kühlen**: Den Pudding in eine Schüssel geben, abdecken und mindestens 4 Stunden kühl stellen, am besten über Nacht.
7. **In der Creami verarbeiten**: Nach dem Abkühlen die Mischung in die Ninja Crami-Gefrierschüssel geben und gemäß den Anweisungen zum Einhärten des Eises verarbeiten.
8. **Servieren**: Das Eis in Schüsseln oder Waffeln füllen und genießen!

Nährwertangaben: Kalorien: 250 | Kohlenhydrate: 23g | Fett: 16g | Eiweiß: 5g

Pistazien-Eis

⏱ **Zubereitungszeit:** 25 Minuten | ❄ **Kühlzeit:** 24 Stunden | 🍽 **Portionen:** 6

🛒 Zutaten:

- ❖ 2 Tassen Vollmilch
- ❖ 1 Tasse Sahne
- ❖ 3/4 Tasse Kristallzucker
- ❖ 5 große Eigelb
- ❖ 1/2 Tasse Pistazienpaste
- ❖ 1 Teelöffel Vanilleextrakt
- ❖ Prise Salz

📋 Anweisungen:

1. **Milch und Sahne erhitzen**: In einem mittelgroßen Topf die Vollmilch, die Sahne und die Hälfte des Zuckers vermischen. Bei mittlerer Hitze erhitzen, bis die Mischung heiß, aber nicht kochend ist.
2. **Eigelb und Zucker verquirlen**: In einer separaten Schüssel das Eigelb, den restlichen Zucker und das Salz verquirlen, bis die Mischung hell und dickflüssig ist.
3. **Eier temperieren**: Die heiße Milchmischung nach und nach in die Eigelbmasse gießen und dabei ständig verquirlen, damit die Eier nicht gerinnen.
4. **Den Pudding kochen**: Die Mischung wieder in den Topf geben und bei schwacher Hitze unter ständigem Rühren kochen, bis sie so dick ist, dass sie die Rückseite eines Löffels bedeckt. Nicht kochen lassen.
5. **Pistazienpaste hinzufügen**: Die Pistazienpaste unterrühren, bis sie gut vermischt ist. Etwas abkühlen lassen.
6. **Kühlen**: Den Pudding in eine Schüssel geben, abdecken und mindestens 4 Stunden kühl stellen, am besten über Nacht.
7. **In der Creami verarbeiten**: Nach dem Abkühlen die Mischung in die Ninja Crami-Gefrierschüssel geben und gemäß den Anweisungen zum Einhärten des Eises verarbeiten.
8. **Servieren**: Das Eis in Schüsseln oder Waffeln füllen und genießen!

Nährwertangaben: Kalorien: 280 | Kohlenhydrate: 24g | Fett: 18g | Eiweiß: 6g

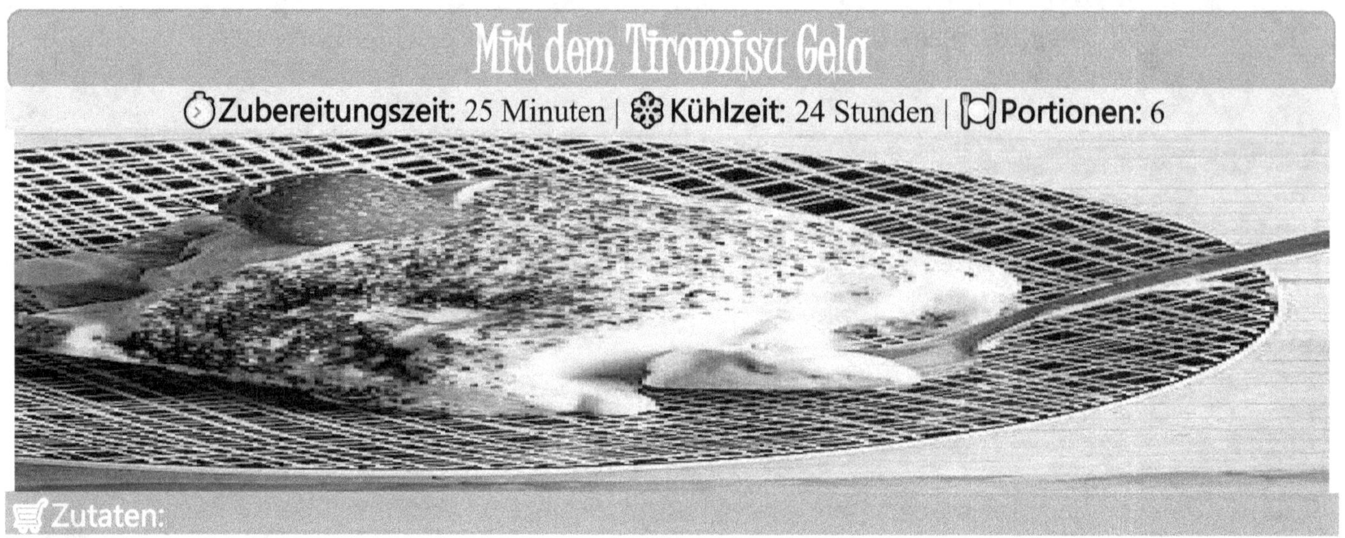

Mit dem Tiramisu Gela

🕐 **Zubereitungszeit:** 25 Minuten | ❄ **Kühlzeit:** 24 Stunden | 🍽 **Portionen:** 6

Zutaten:

- ❖ 2 Tassen Vollmilch
- ❖ 1 Tasse Sahne
- ❖ 3/4 Tasse Kristallzucker
- ❖ 5 große Eigelb
- ❖ 1/2 Tasse Mascarpone-Käse
- ❖ 2 Esslöffel Instant-Espressopulver
- ❖ 2 Esslöffel Kaffeelikör (optional)
- ❖ 1 Teelöffel Vanilleextrakt
- ❖ Prise Salz

Anweisungen:

1. **Milch und Sahne erhitzen**: In einem mittelgroßen Topf die Vollmilch, die Sahne und die Hälfte des Zuckers vermischen. Bei mittlerer Hitze erhitzen, bis die Mischung heiß, aber nicht kochend ist.
2. **Eigelb und Zucker verquirlen**: In einer separaten Schüssel das Eigelb, den restlichen Zucker und das Salz verquirlen, bis die Mischung hell und dickflüssig ist.
3. **Eier temperieren**: Die heiße Milchmischung nach und nach in die Eigelbmasse gießen und dabei ständig verquirlen, damit die Eier nicht gerinnen.
4. **Den Pudding kochen**: Die Mischung wieder in den Topf geben und bei schwacher Hitze unter ständigem Rühren kochen, bis sie so dick ist, dass sie die Rückseite eines Löffels bedeckt. Nicht kochen lassen.
5. **Mascarpone und Aromen hinzufügen**: Vom Herd nehmen und Mascarpone-Käse, Instant-Espressopulver, Kaffeelikör (falls verwendet) und Vanilleextrakt unterrühren. Etwas abkühlen lassen.
6. **Kühlen**: Den Pudding in eine Schüssel geben, abdecken und mindestens 4 Stunden kühl stellen, am besten über Nacht.
7. **In der Creami verarbeiten**: Nach dem Abkühlen die Mischung in die Ninja Crami-Gefrierschüssel geben und gemäß den Anweisungen zum Einhärten des Eises verarbeiten.
8. **Servieren**: Das Eis in Schüsseln oder Waffeln füllen und genießen!

Schokoladen-Haselnuss-Gelato

⏱ **Zubereitungszeit:** 25 Minuten | ❄ **Kühlzeit:** 24 Stunden | 🗐 **Portionen:** 6

🛒 Zutaten:

- ❖ 2 Tassen Vollmilch
- ❖ 1 Tasse Sahne
- ❖ 3/4 Tasse Kristallzucker
- ❖ 5 große Eigelb
- ❖ 1/2 Tasse Haselnussaufstrich (z. B. Nutella)
- ❖ 1/2 Tasse ungesüßtes Kakaopulver
- ❖ 1 Teelöffel Vanilleextrakt
- ❖ Prise Salz

📋 Anweisungen:

1. **Milch und Sahne erhitzen**: In einem mittelgroßen Topf die Vollmilch, die Sahne und die Hälfte des Zuckers vermischen. Bei mittlerer Hitze erhitzen, bis die Mischung heiß, aber nicht kochend ist.
2. **Eigelb und Zucker verquirlen**: In einer separaten Schüssel das Eigelb, den restlichen Zucker und das Salz verquirlen, bis die Mischung hell und dickflüssig ist.
3. **Eier temperieren**: Die heiße Milchmischung nach und nach in die Eigelbmasse gießen und dabei ständig verquirlen, damit die Eier nicht gerinnen.
4. **Den Pudding kochen**: Die Mischung wieder in den Topf geben und bei schwacher Hitze unter ständigem Rühren kochen, bis sie so dick ist, dass sie die Rückseite eines Löffels bedeckt. Nicht kochen lassen.
5. **Haselnussaufstrich und Kakaopulver hinzufügen**: Vom Herd nehmen und Haselnussaufstrich, Kakaopulver und Vanilleextrakt unterrühren, bis alles gut vermischt ist. Etwas abkühlen lassen.
6. **Kühlen**: Den Pudding in eine Schüssel geben, abdecken und mindestens 4 Stunden kühl stellen, am besten über Nacht.

7. **In der Creami verarbeiten**: Nach dem Abkühlen die Mischung in die Ninja Crami-Gefrierschüssel geben und gemäß den Anweisungen zum Einhärten des Eises verarbeiten.
8. **Servieren**: Das Eis in Schüsseln oder Waffeln füllen und genießen!

Nährwertangaben: Kalorien: 320 | Kohlenhydrate: 33g | Fett: 19g | Eiweiß: 6g

Erdbeer-Basilikum-Gelato

⏱ **Zubereitungszeit**: 20 Minuten | ❄ **Kühlzeit**: 24 Stunden | 🍽 **Portionen**: 6

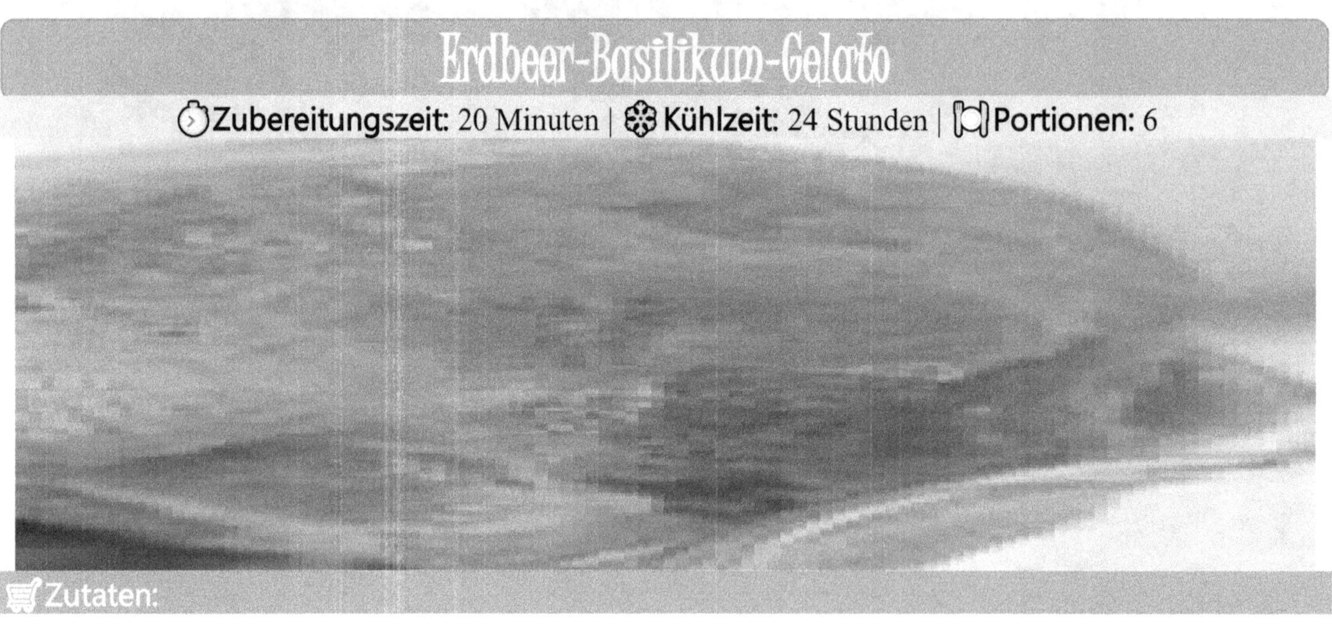

Zutaten:

- ❖ 2 Tassen Vollmilch
- ❖ 1 Tasse Sahne
- ❖ 3/4 Tasse Kristallzucker
- ❖ 5 große Eigelb
- ❖ 2 Tassen frische Erdbeeren, geschält und gehackt
- ❖ 1/4 Tasse frische Basilikumblätter, fein gehackt
- ❖ 1 Teelöffel Zitronensaft
- ❖ 1 Teelöffel Vanilleextrakt
- ❖ Prise Salz

Anweisungen:

1. **Erdbeeren vorbereiten**: In einem Mixer die Erdbeeren glatt pürieren.
2. **Milch und Sahne erhitzen**: In einem mittelgroßen Topf die Vollmilch, die Sahne und die Hälfte des Zuckers vermischen. Bei mittlerer Hitze erhitzen, bis die Mischung heiß, aber nicht kochend ist.
3. **Eigelb und Zucker verquirlen**: In einer separaten Schüssel das Eigelb, den restlichen Zucker und das Salz verquirlen, bis die Mischung hell und dickflüssig ist.
4. **Eier temperieren**: Die heiße Milchmischung nach und nach in die Eigelbmasse gießen und dabei ständig verquirlen, damit die Eier nicht gerinnen.
5. **Den Pudding kochen**: Die Mischung wieder in den Topf geben und bei schwacher Hitze unter ständigem Rühren kochen, bis sie so dick ist, dass sie die Rückseite eines Löffels bedeckt. Nicht kochen lassen.

6. **Erdbeerpüree und Basilikum hinzufügen**: Vom Herd nehmen und das Erdbeerpüree, die Basilikumblätter, den Zitronensaft und den Vanilleextrakt unterrühren. Etwas abkühlen lassen.
7. **Kühlen**: Den Pudding in eine Schüssel geben, abdecken und mindestens 4 Stunden kühl stellen, am besten über Nacht.
8. **In der Creami verarbeiten**: Nach dem Abkühlen die Mischung in die Ninja Crami-Gefrierschüssel geben und gemäß den Anweisungen zum Einhärten des Eises verarbeiten.
9. **Servieren**: Das Eis in Schüsseln oder Waffeln füllen und genießen!

Nährwertangaben: Kalorien: 250 | Kohlenhydrate: 28g | Fett: 14g | Eiweiß: 5g

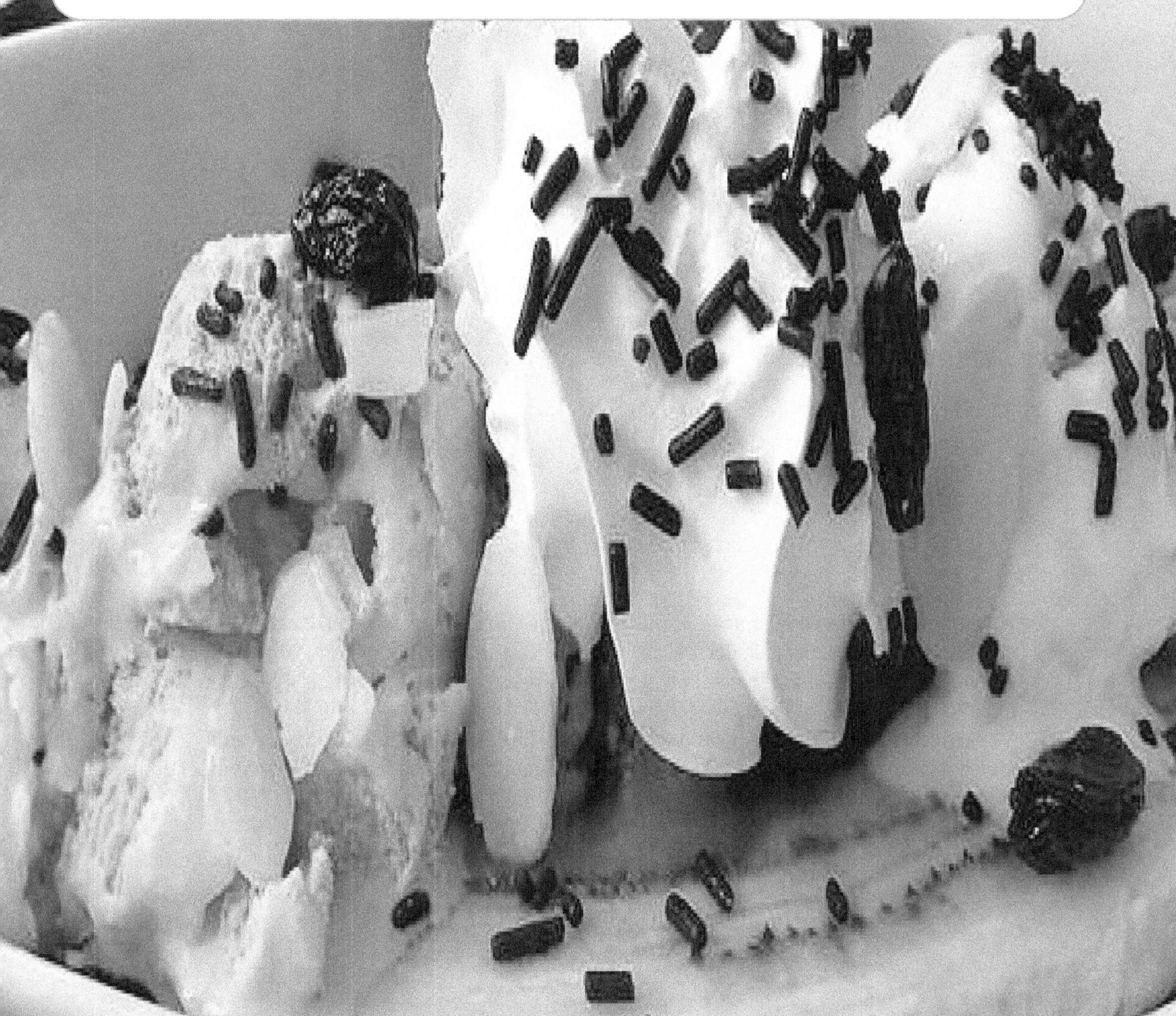

MILCHFREIE UND VEGETARISCHEOPTIONEN

Kokosmilch-Eis

⏱ **Zubereitungszeit:** 15 Minuten | ❄ **Kühlzeit:** 4 Stunden | **Portionen:** 6

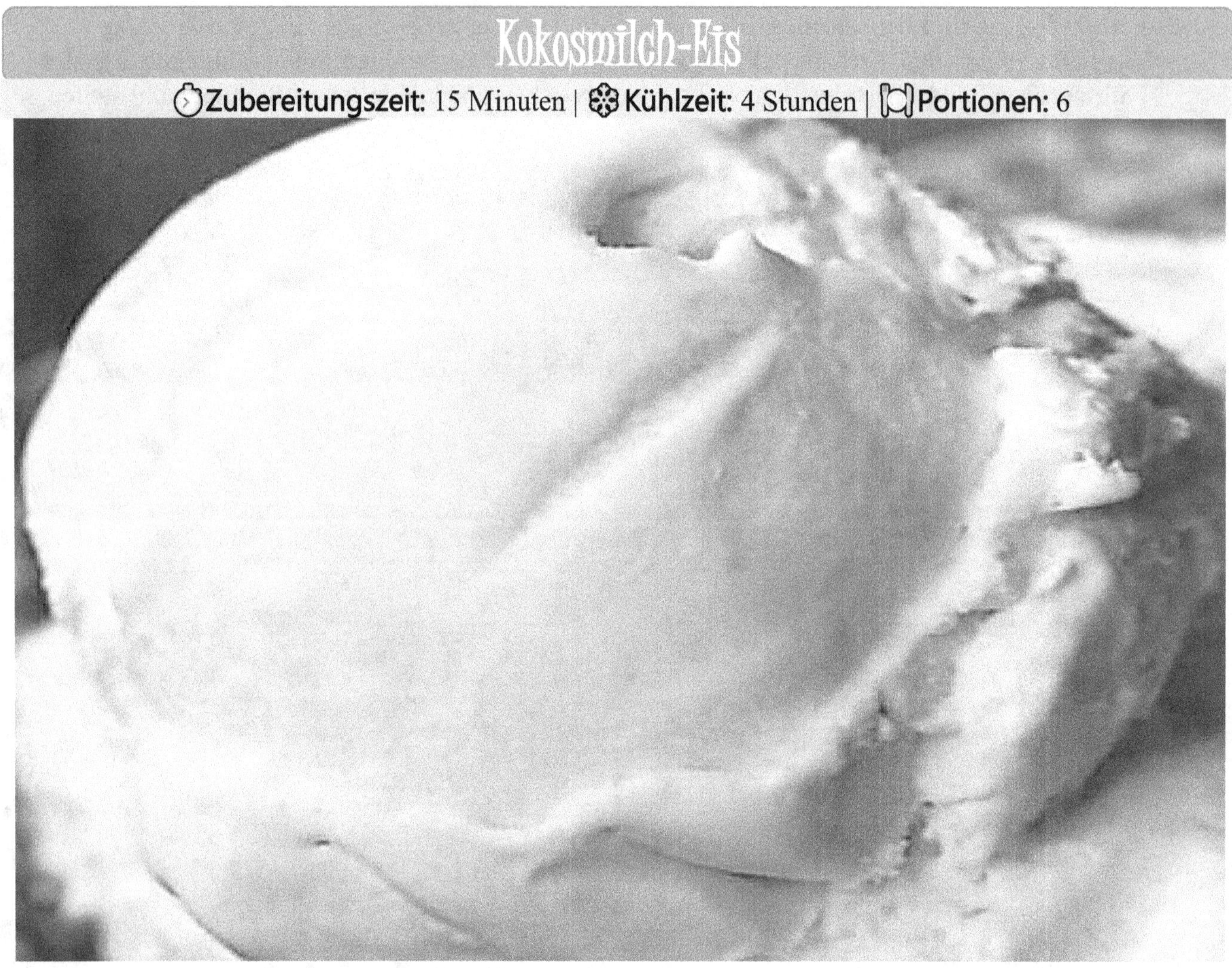

🛒 Zutaten:

- ❖ 2 Dosen (je 14 oz) Vollfett-Kokosmilch
- ❖ 3/4 Tasse Kristallzucker
- ❖ 1 Teelöffel Vanilleextrakt
- ❖ Prise Salz

📋 Anweisungen:

1. **Zutaten kombinieren** 🛒: In einer mittelgroßen Schüssel Kokosmilch, Zucker, Vanilleextrakt und Salz verquirlen, bis sich der Zucker vollständig aufgelöst hat und die Mischung glatt ist.
2. **Kühlen:** Die Mischung in eine Schüssel geben, abdecken und mindestens 4 Stunden, am besten über Nacht, in den Kühlschrank stellen.
3. **Verarbeitung im Creami:** Nach dem Abkühlen die Mischung in die Ninja Creami Gefrierschüssel geben und gemäß den Anweisungen zum Einhärten des Eises verarbeiten.
4. **Servieren:** Das Eis in Schüsseln oder Waffeln füllen und genießen!

Nährwertangaben: Kalorien: 250 | Kohlenhydrate: 28g | Fett: 15g | Eiweiß: 2g

Mandel-Milchschokoladen-Chip

⏱ **Zubereitungszeit:** 15 Minuten | ❄ **Kühlzeit:** 4 Stunden | 🍽 **Portionen:** 6

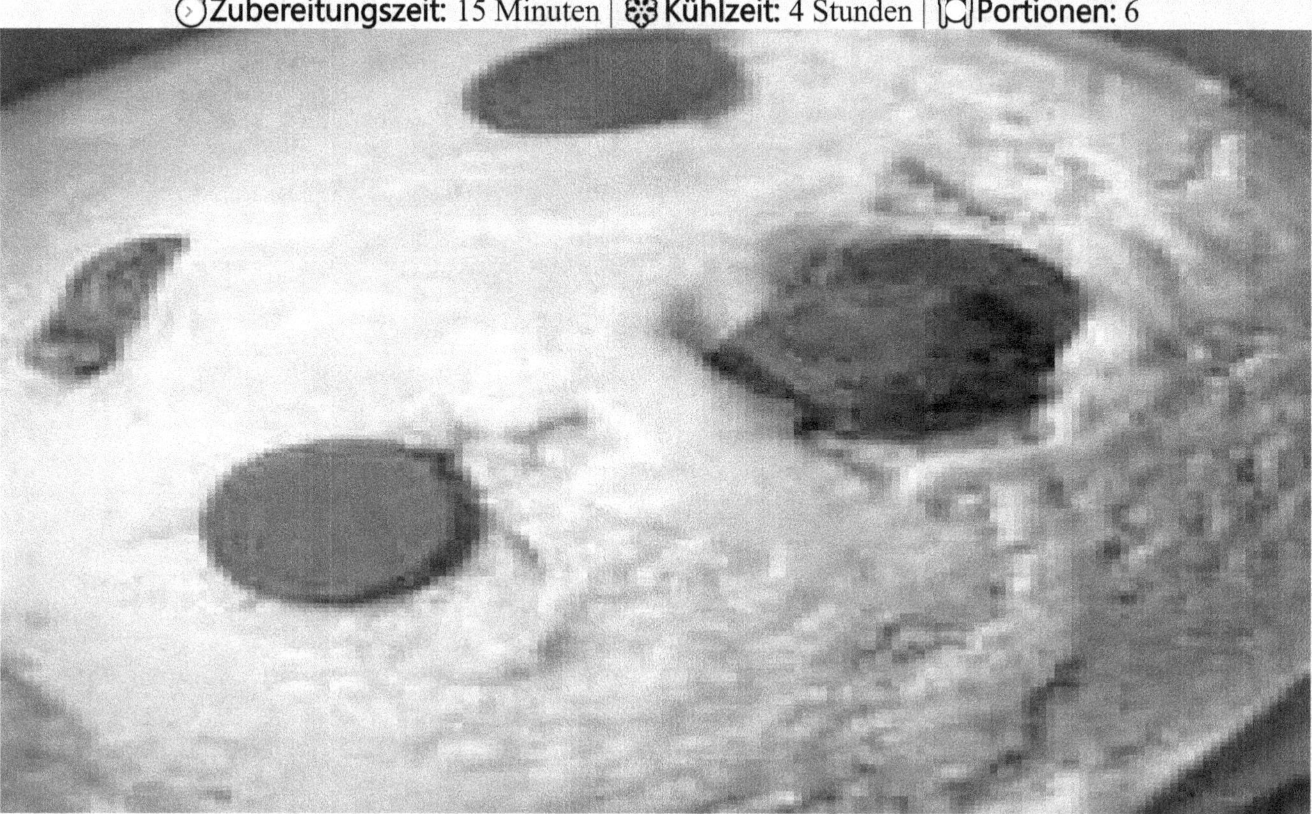

🛒 Zutaten:

- ❖ 2 Tassen Mandelmilch
- ❖ 1 Tasse Kokoscreme
- ❖ 3/4 Tasse Kristallzucker
- ❖ 1 Teelöffel Vanilleextrakt
- ❖ 1/2 Tasse Mini-Schokoladenstückchen ohne Milchprodukte
- ❖ Prise Salz

📋 Anweisungen:

1. **Zutaten kombinieren:** In einer mittelgroßen Schüssel Mandelmilch, Kokosnusscreme, Zucker, Vanilleextrakt und Salz verquirlen, bis sich der Zucker vollständig aufgelöst hat und die Mischung glatt ist.
2. **Kühlen:** Die Mischung in eine Schüssel geben, abdecken und mindestens 4 Stunden, am besten über Nacht, in den Kühlschrank stellen.
3. **Schokoladenstückchen hinzufügen:** Sobald sie abgekühlt ist, gießen Sie die Mischung in die Ninja Creami-Gefrierschüssel. Die Mini-Schokoladenstückchen dazugeben.
4. **Verarbeitung im Creami:** Verarbeitung gemäß der Einstellanleitung für das Eis.
5. **Servieren:** Das Eis in Schüsseln oder Waffeln füllen und genießen!

Nährwertangaben: Kalorien: 220 | Kohlenhydrate: 29g | Fett: 12g | Eiweiß: 3g

Cashew-Butter-Pekannuss

⏱ **Zubereitungszeit:** 20 Minuten | ❄ **Kühlzeit:** 4 Stunden | 🍽 **Portionen:** 6

🛒 Zutaten:

- ❖ 2 Tassen Cashewmilch
- ❖ 1 Tasse Kokoscreme
- ❖ 3/4 Tasse Kristallzucker
- ❖ 1/2 Tasse Cashewbutter
- ❖ 1 Teelöffel Vanilleextrakt
- ❖ 1/2 Tasse gehackte Pekannüsse
- ❖ Prise Salz

📋 Anweisungen:

1. **Zutaten kombinieren:** In einer mittelgroßen Schüssel Cashewmilch, Kokoscreme, Zucker, Cashewbutter, Vanilleextrakt und Salz verquirlen, bis sich der Zucker vollständig aufgelöst hat und die Mischung glatt ist.
2. **Kühlen:** Die Mischung in eine Schüssel geben, abdecken und mindestens 4 Stunden, am besten über Nacht, in den Kühlschrank stellen.
3. **Pekannüsse hinzufügen:** Sobald sie abgekühlt ist, gieße die Mischung in die Ninja Creami Gefrierschüssel. Die gehackten Pekannüsse dazugeben.
4. **Verarbeitung im Creami:** Verarbeitung gemäß der Einstellanleitung für das Eis.
5. **Servieren:** Das Eis in Schüsseln oder Waffeln füllen und genießen!

Nährwertangaben: Kalorien: 280 | Kohlenhydrate: 26g | Fett: 18g | Eiweiß: 4g

Avocado-Limetten-Eis

⏱ **Zubereitungszeit:** 15 Minuten | ❄ **Kühlzeit:** 4 Stunden | 🍽 **Portionen:** 6

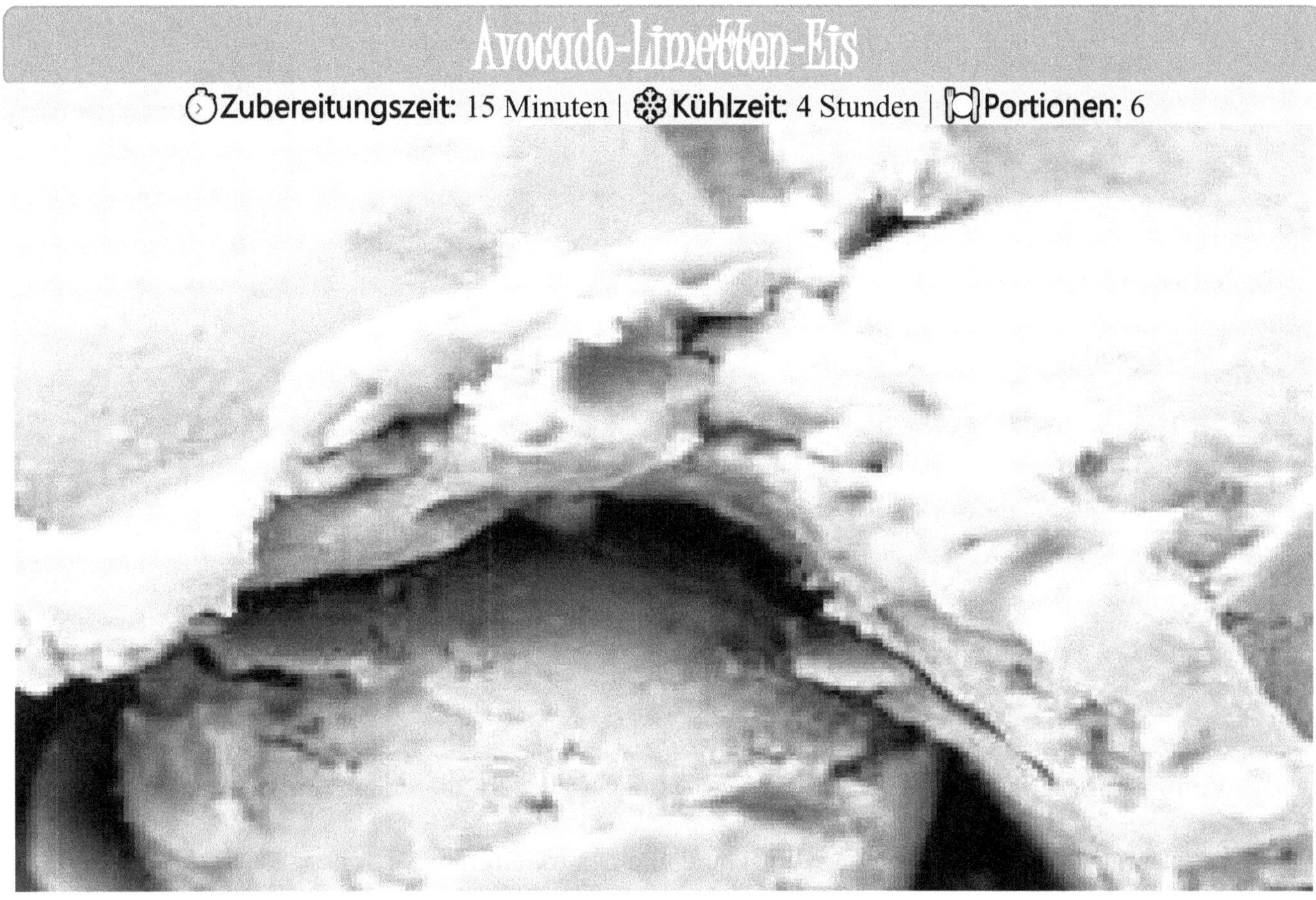

🛒 Zutaten:

- ❖ 2 reife Avocados, geschält und entkernt
- ❖ 1 Dose (14 oz) Vollfett-Kokosmilch
- ❖ 1/2 Tasse Kristallzucker
- ❖ 1/4 Tasse Limettensaft
- ❖ 1 TL Limettenschale
- ❖ 1 Teelöffel Vanilleextrakt
- ❖ Prise Salz

📋 Anweisungen:

1. **Zutaten pürieren** 🛒: In einem Mixer die Avocados, die Kokosmilch, den Zucker, den Limettensaft, die Limettenschale, den Vanilleextrakt und das Salz vermischen. Pürieren, bis es glatt ist.
2. **Kühlen**: Die Mischung in eine Schüssel geben, abdecken und mindestens 4 Stunden, am besten über Nacht, in den Kühlschrank stellen.
3. **Verarbeitung im Creami**: Nach dem Abkühlen die Mischung in die Ninja Creami Gefrierschüssel geben und gemäß den Anweisungen zum Einhärten des Eises verarbeiten.
4. **Servieren**: Das Eis in Schüsseln oder Waffeln füllen und genießen!

Nährwertangaben: Kalorien: 240 | Kohlenhydrate: 25g | Fett: 16g | Eiweiß: 2g

Hafermilch Vanilleschote

⏱ **Zubereitungszeit:** 15 Minuten | ❄ **Kühlzeit:** 4 Stunden | 🍴 **Portionen:** 6

🛒 Zutaten:

- ❖ 2 Tassen Hafermilch
- ❖ 1 Tasse Kokoscreme
- ❖ 3/4 Tasse Kristallzucker
- ❖ 1 Vanilleschote oder 2 Teelöffel Vanilleextrakt
- ❖ Prise Salz

📋 Anweisungen:

1. **Vanille zubereiten**: Wenn du eine Vanilleschote verwendest, diese längs aufteilen und das Mark herauskratzen. Gib die Kerne und die Schote in einen mittelgroßen Topf.

2. **Die Mischung erhitzen**: Im Topf Hafermilch, Kokoscreme, Zucker und Salz vermischen. Bei mittlerer Hitze unter gelegentlichem Rühren erhitzen, bis sich der Zucker aufgelöst hat und die Mischung heiß, aber nicht kochend ist.

3. **Vanille aufgießen**: Den Topf vom Herd nehmen und die Mischung 30 Minuten ziehen lassen, damit sie den Vanillegeschmack aufgießen kann. Wenn Sie Vanilleextrakt verwenden, fügen Sie ihn jetzt hinzu.

4. **Abseihen und kalt stellen**: Die Vanilleschote herausnehmen und die Mischung in eine Schüssel geben. Abdecken und mindestens 4 Stunden, am besten über Nacht, in den Kühlschrank stellen.

5. **Verarbeitung im Creami**: Nach dem Abkühlen die Mischung in die Ninja Creami Gefrierschüssel geben und gemäß den Anweisungen zum Einhärten des Eises verarbeiten.

6. **Servieren**: Das Eis in Schüsseln oder Waffeln füllen und genießen!

PROTEINREICHES EIS

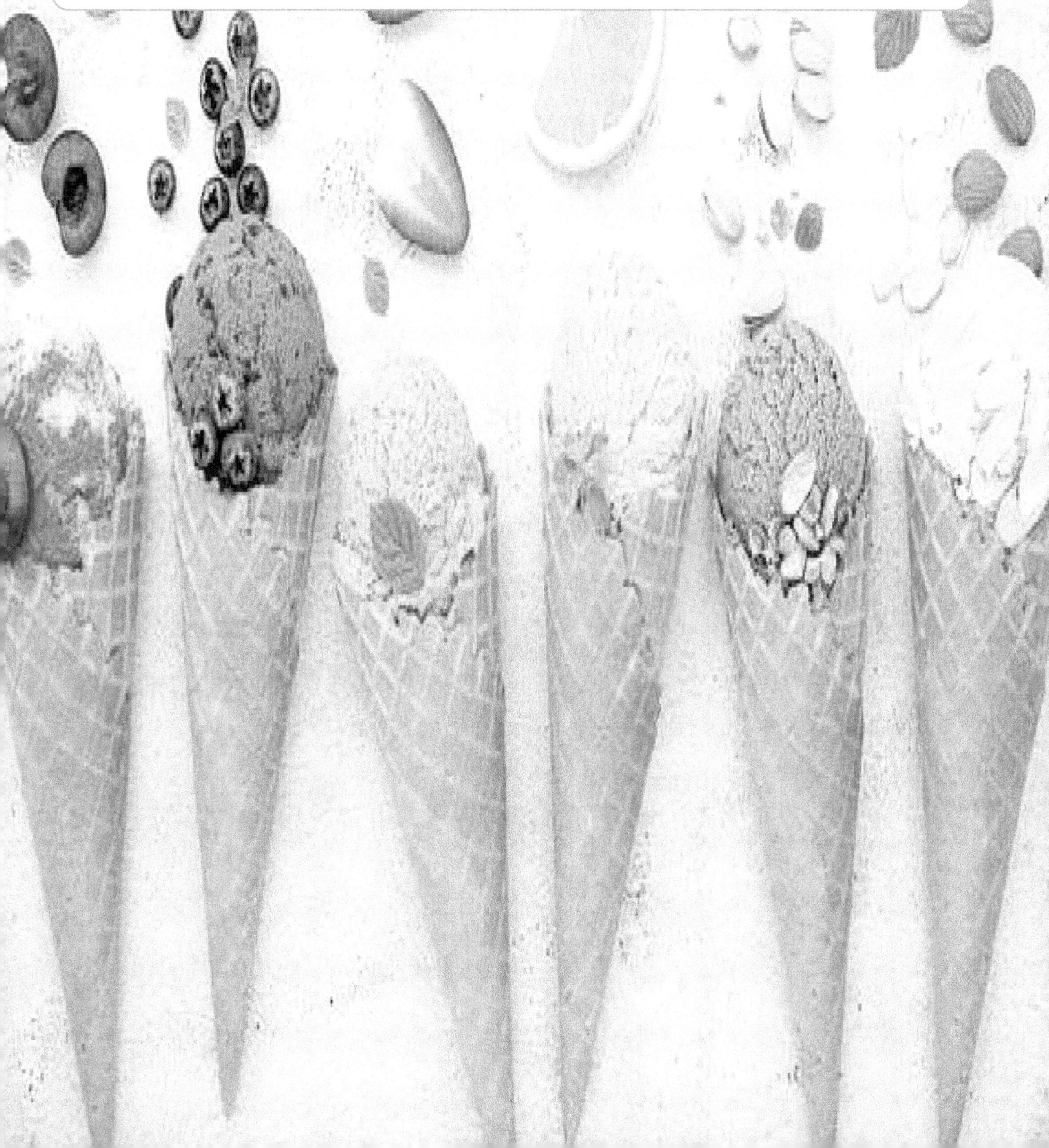

Vanilla Whey Protein Eiscreme

🕐 **Zubereitungszeit:** 15 Minuten | ❄ **Kühlzeit:** 4 Stunden | 📋 **Portionen:** 6

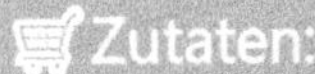 **Zutaten:**

- ❖ 2 Tassen Mandelmilch (oder Milch nach Wahl)
- ❖ 1 Tasse griechischer Joghurt
- ❖ 1/2 Tasse Vanille-Molken-Proteinpulver
- ❖ 1/2 Tasse Kristallzucker oder Süßungsmittel nach Wahl
- ❖ 1 Teelöffel Vanilleextrakt
- ❖ Prise Salz

Anweisungen:

1. **Zutaten kombinieren** 🛒**:** In einem Mixer Mandelmilch, griechischen Joghurt, Molkenproteinpulver, Zucker, Vanilleextrakt und Salz vermischen. Pürieren, bis es glatt ist.

2. **Kühlen:** Die Mischung in eine Schüssel geben, abdecken und mindestens 4 Stunden, am besten über Nacht, in den Kühlschrank stellen.

3. **Verarbeitung im Creami:** Nach dem Abkühlen die Mischung in die Ninja Creami Gefrierschüssel geben und gemäß den Anweisungen zum Einhärten des Eises verarbeiten.

4. **Servieren:** Das Eis in Schüsseln oder Waffeln füllen und genießen!

Nährwertangaben: Kalorien: 180 | Kohlenhydrate: 20g | Fett: 4g | Eiweiß: 15g

Schokoladen-Erdnussbutter-Protein-Eis

⏱ **Zubereitungszeit:** 15 Minuten | ❄ **Kühlzeit:** 4 Stunden | 🍽 **Portionen:** 6

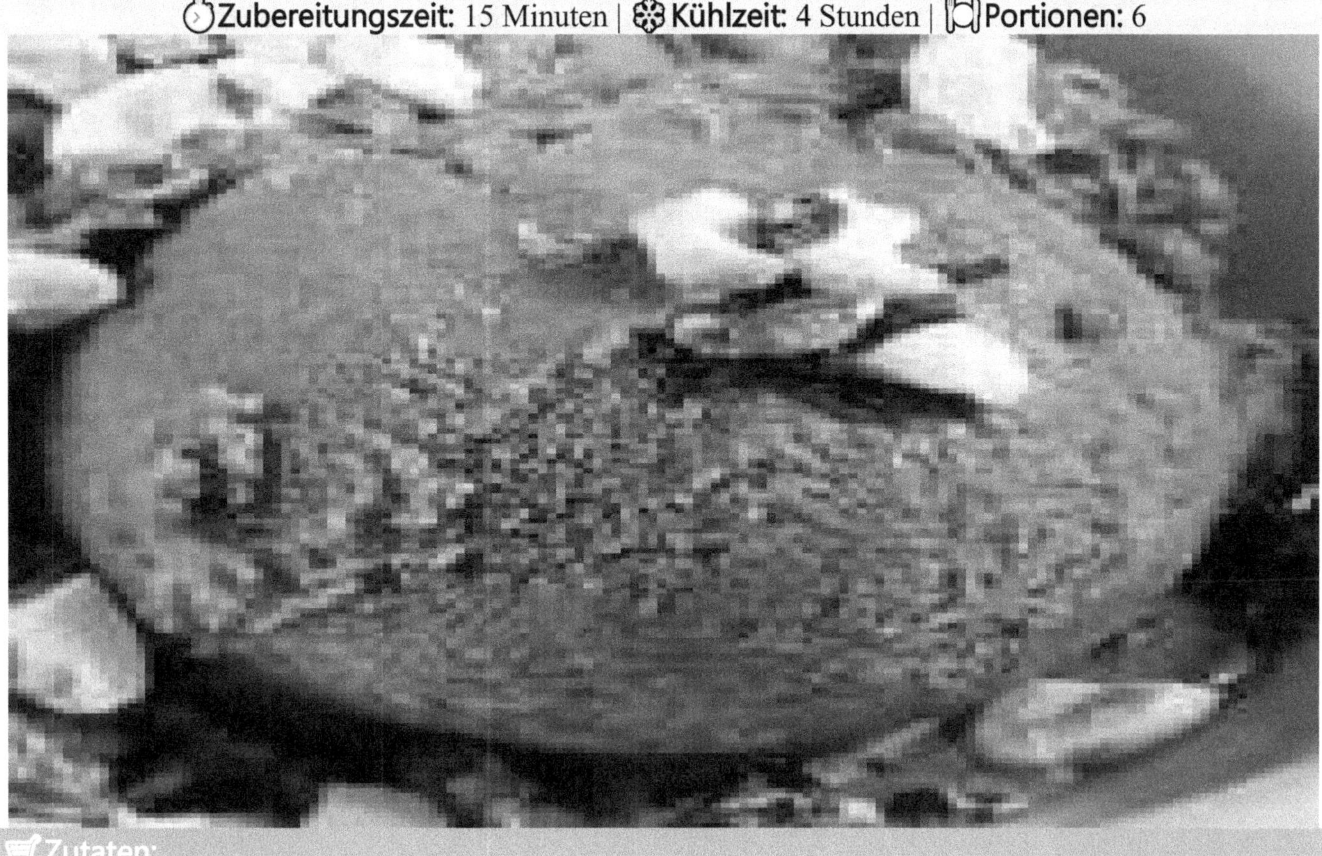

🛒 Zutaten:

- ❖ 2 Tassen Mandelmilch (oder Milch nach Wahl)
- ❖ 1 Tasse griechischer Joghurt
- ❖ 1/2 Tasse Schokoladenmolkenproteinpulver
- ❖ 1/2 Tasse Kristallzucker oder Süßungsmittel nach Wahl
- ❖ 1/2 Tasse natürliche Erdnussbutter
- ❖ 1 Teelöffel Vanilleextrakt
- ❖ Prise Salz

📋 Anweisungen:

1. **Zutaten kombinieren** 🛒**:** In einem Mixer Mandelmilch, griechischen Joghurt, Schokoladenmolkenproteinpulver, Zucker, Erdnussbutter, Vanilleextrakt und Salz vermischen. Pürieren, bis es glatt ist.
2. **Kühlen**: Die Mischung in eine Schüssel geben, abdecken und mindestens 4 Stunden, am besten über Nacht, in den Kühlschrank stellen.
3. **Verarbeitung im Creami**: Nach dem Abkühlen die Mischung in die Ninja Creami Gefrierschüssel geben und gemäß den Anweisungen zum Einhärten des Eises verarbeiten.
4. **Servieren**: Das Eis in Schüsseln oder Waffeln füllen und genießen!

Nährwertangaben: Kalorien: 220 | Kohlenhydrate: 22g | Fett: 8g | Eiweiß: 18g

Erdbeer-Bananen-Protein-Eis

⏱ **Zubereitungszeit:** 15 Minuten | ❄ **Kühlzeit:** 4 Stunden | 🍽 **Portionen:** 6

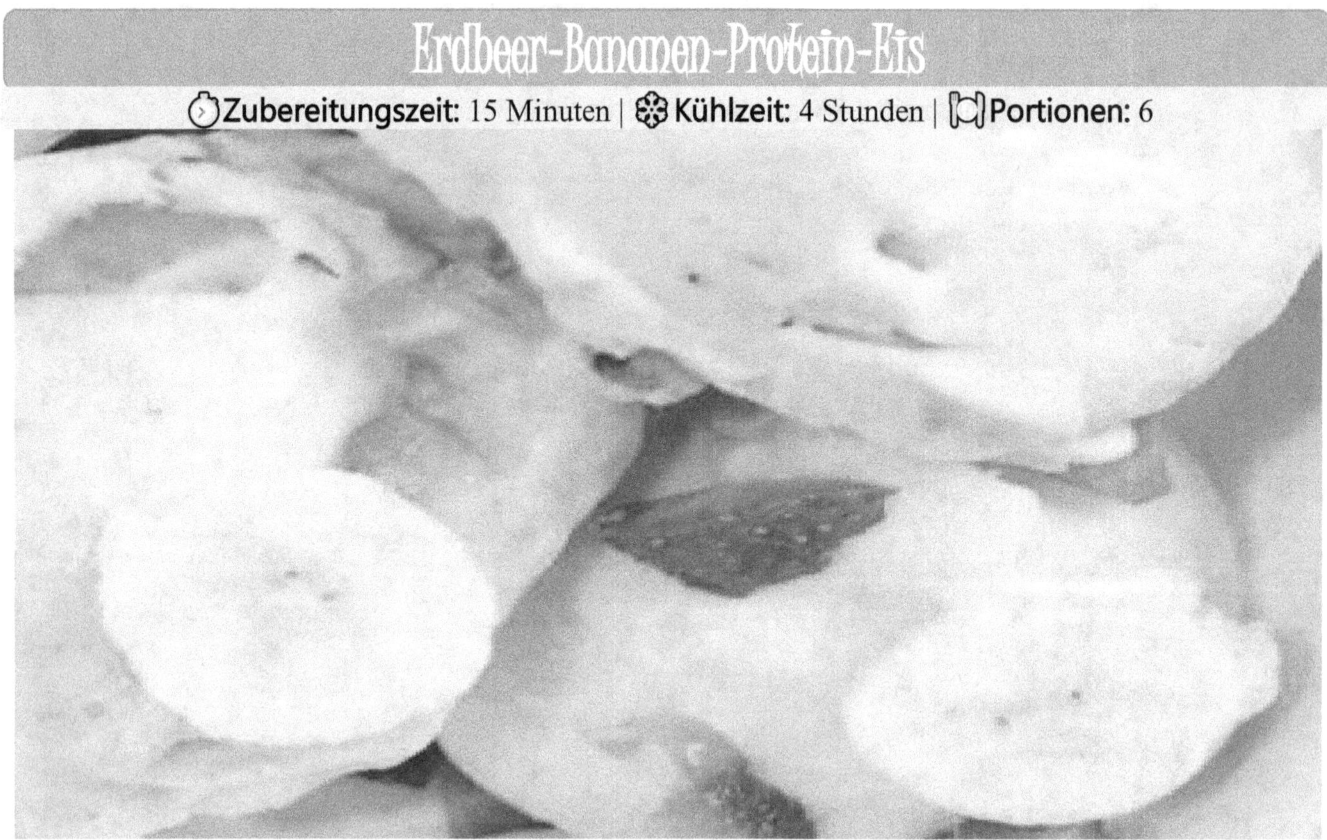

🛒 Zutaten:

- ❖ 2 Tassen Mandelmilch (oder Milch nach Wahl)
- ❖ 1 Tasse griechischer Joghurt
- ❖ 1/2 Tasse Erdbeer-Molken-Proteinpulver
- ❖ 1/2 Tasse Kristallzucker oder Süßungsmittel nach Wahl
- ❖ 1 Tasse frische Erdbeeren, geschält und gehackt
- ❖ 1 reife Banane, püriert
- ❖ 1 Teelöffel Vanilleextrakt
- ❖ Prise Salz

📋 Anweisungen:

1. **Obst vorbereiten**: In einem Mixer die Erdbeeren und die Banane vermischen. Pürieren, bis es glatt ist.
2. **Zutaten kombinieren** : Mandelmilch, griechischen Joghurt, Erdbeermolkenproteinpulver, Zucker, Vanilleextrakt und Salz in den Mixer geben. Pürieren, bis es glatt ist.
3. **Kühlen**: Die Mischung in eine Schüssel geben, abdecken und mindestens 4 Stunden, am besten über Nacht, in den Kühlschrank stellen.
4. **Verarbeitung im Creami**: Nach dem Abkühlen die Mischung in die Ninja Creami Gefrierschüssel geben und gemäß den Anweisungen zum Einhärten des Eises verarbeiten.
5. **Servieren**: Das Eis in Schüsseln oder Waffeln füllen und genießen!

Nährwertangaben: Kalorien: 190 | Kohlenhydrate: 24g | Fett: 4g | Eiweiß: 15g

Kaffee Mokka Protein Eis

⏱ **Zubereitungszeit:** 15 Minuten | ❄ **Kühlzeit:** 4 Stunden | 🍽 **Portionen:** 6

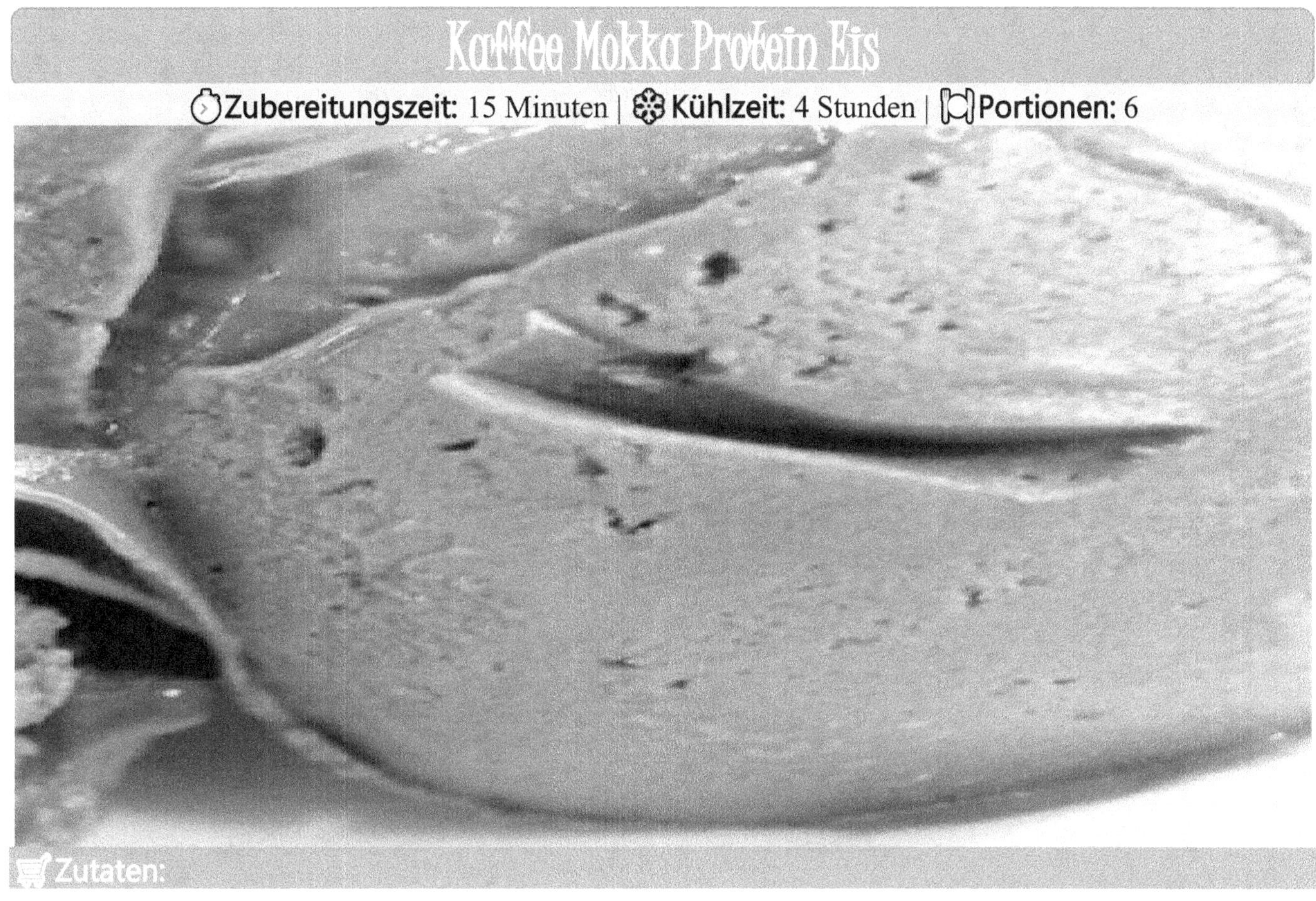

🛒 Zutaten:

- ❖ 2 Tassen Mandelmilch (oder Milch nach Wahl)
- ❖ 1 Tasse griechischer Joghurt
- ❖ 1/2 Tasse Schokoladenmolkenproteinpulver
- ❖ 1/2 Tasse Kristallzucker oder Süßungsmittel nach Wahl
- ❖ 2 EL Instant-Kaffeegranulat
- ❖ 1 Teelöffel Vanilleextrakt
- ❖ Prise Salz

📋 Anweisungen:

1. **Kaffee auflösen**: In einer kleinen Schüssel das Instantkaffeegranulat in etwas heißem Wasser auflösen, sodass ein starkes Kaffeekonzentrat entsteht.
2. **Zutaten kombinieren** 🛒**: In** einem Mixer Mandelmilch, griechischen Joghurt, Schokoladenmolkenproteinpulver, Zucker, Kaffeekonzentrat, Vanilleextrakt und Salz vermischen. Pürieren, bis es glatt ist.
3. **Kühlen**: Die Mischung in eine Schüssel geben, abdecken und mindestens 4 Stunden, am besten über Nacht, in den Kühlschrank stellen.
4. **Verarbeitung im Creami**: Nach dem Abkühlen die Mischung in die Ninja Creami Gefrierschüssel geben und gemäß den Anweisungen zum Einhärten des Eises verarbeiten.
5. **Servieren**: Das Eis in Schüsseln oder Waffeln füllen und genießen!

Nährwertangaben: Kalorien: 200 | Kohlenhydrate: 23g | Fett: 4g | Eiweiß: 16g

Gemischtes Beerenprotein-Eis

⏱ **Zubereitungszeit:** 15 Minuten | ❄ **Kühlzeit:** 4 Stunden | 🍽 **Portionen:** 6

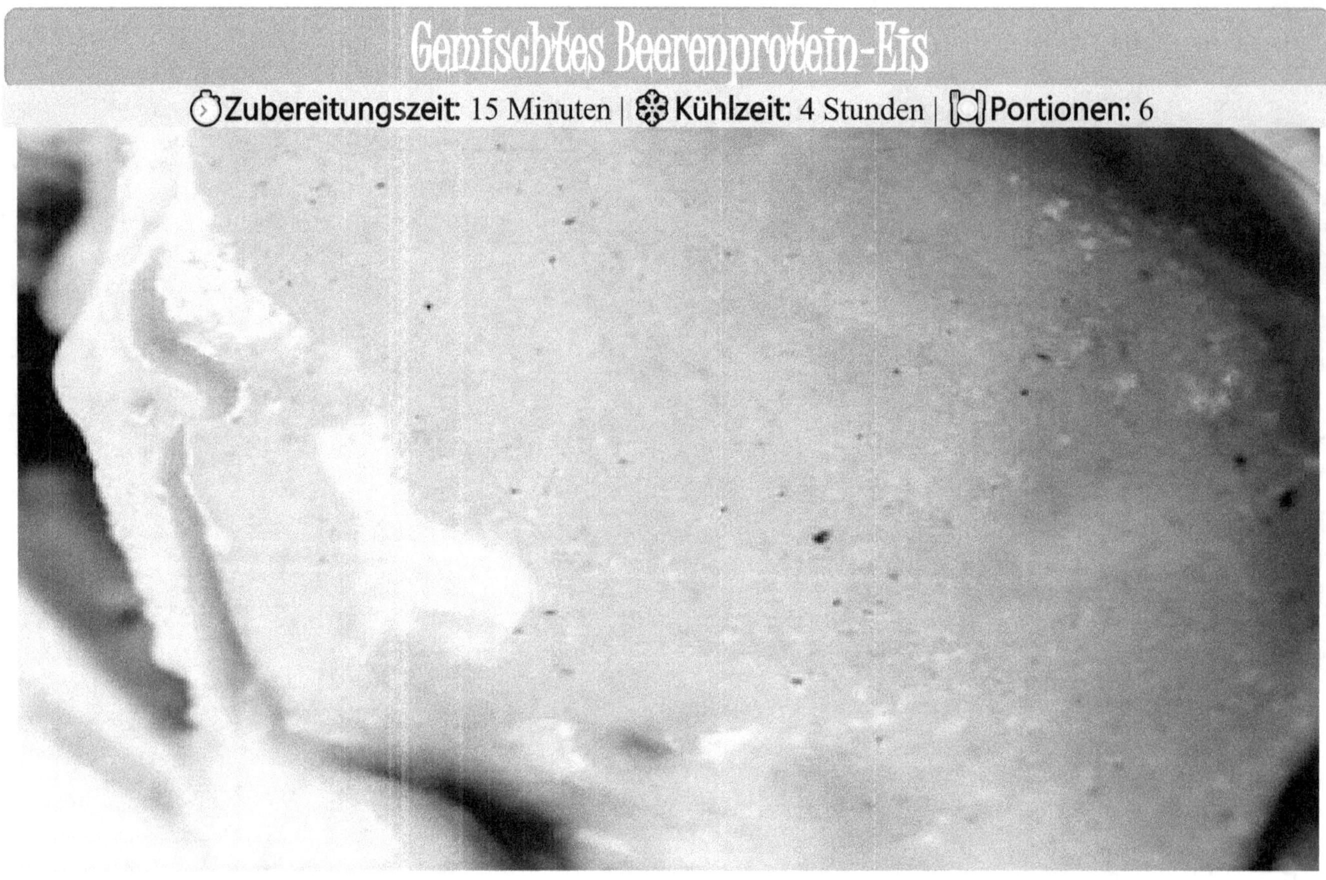

Zutaten:

- ❖ 2 Tassen Mandelmilch (oder Milch nach Wahl)
- ❖ 1 Tasse griechischer Joghurt
- ❖ 1/2 Tasse Vanille-Molken-Proteinpulver
- ❖ 1/2 Tasse Kristallzucker oder Süßungsmittel nach Wahl
- ❖ 1 Tasse gemischte Beeren (Erdbeeren, Heidelbeeren, Himbeeren)
- ❖ 1 Teelöffel Vanilleextrakt
- ❖ Prise Salz

Anweisungen:

1. **Beeren zubereiten**: In einem Mixer die gemischten Beeren vermischen und glatt pürieren.
2. **Zutaten kombinieren** : Mandelmilch, griechischen Joghurt, Vanille-Molkenproteinpulver, Zucker, Vanilleextrakt und Salz in den Mixer geben. Pürieren, bis es glatt ist.
3. **Kühlen**: Die Mischung in eine Schüssel geben, abdecken und mindestens 4 Stunden, am besten über Nacht, in den Kühlschrank stellen.
4. **Verarbeitung im Creami**: Nach dem Abkühlen die Mischung in die Ninja Creami Gefrierschüssel geben und gemäß den Anweisungen zum Einhärten des Eises verarbeiten.
5. **Servieren**: Das Eis in Schüsseln oder Waffeln füllen und genießen!

Nährwertangaben: Kalorien: 180 | Kohlenhydrate: 22g | Fett: 4g | Eiweiß: 15g

FAVORITEN FÜR KINDER

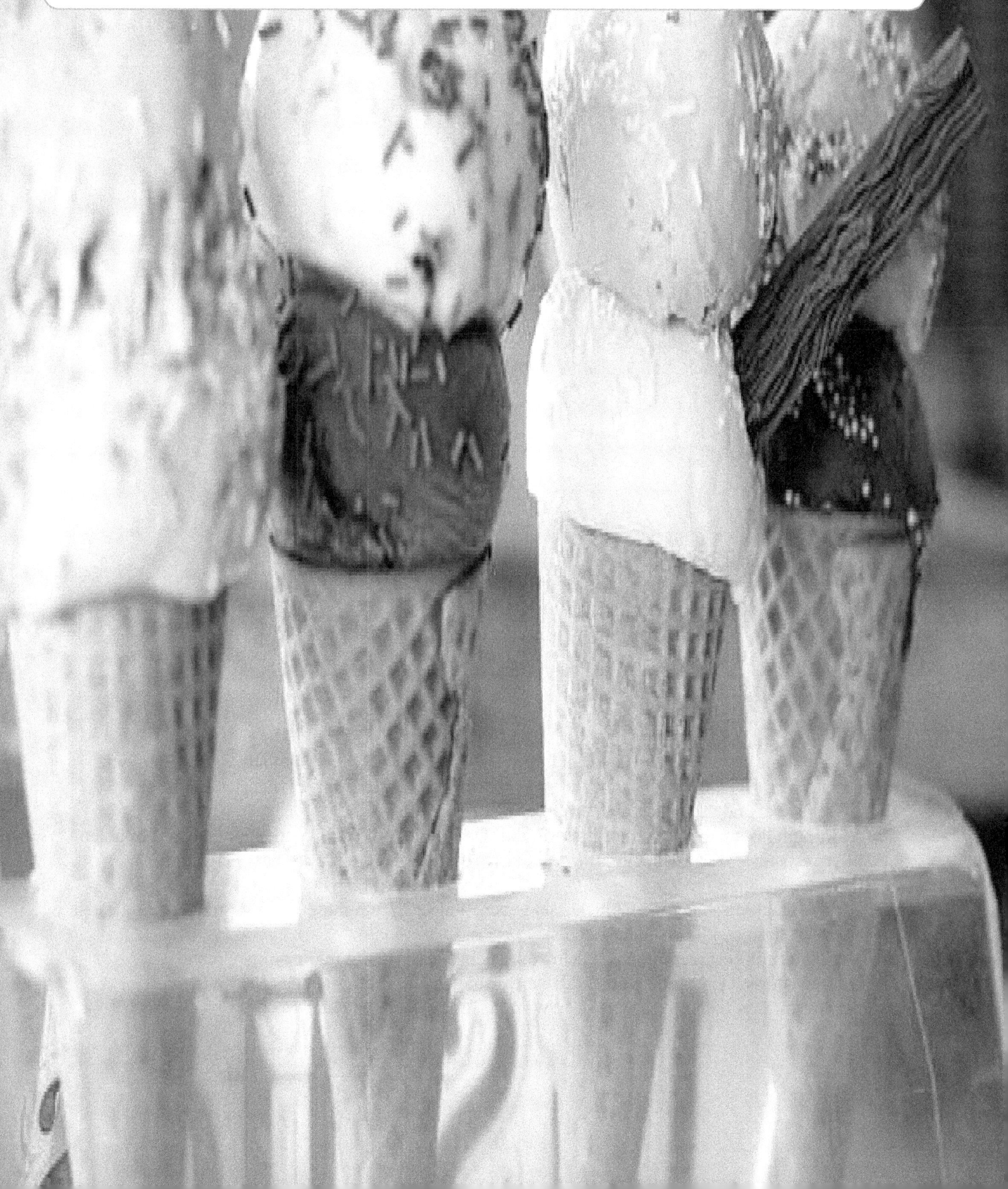

Kaugummi-Eis

⏱ **Zubereitungszeit:** 20 Minuten | ❄ **Kühlzeit:** 4 Stunden | 🍽 **Portionen:** 6

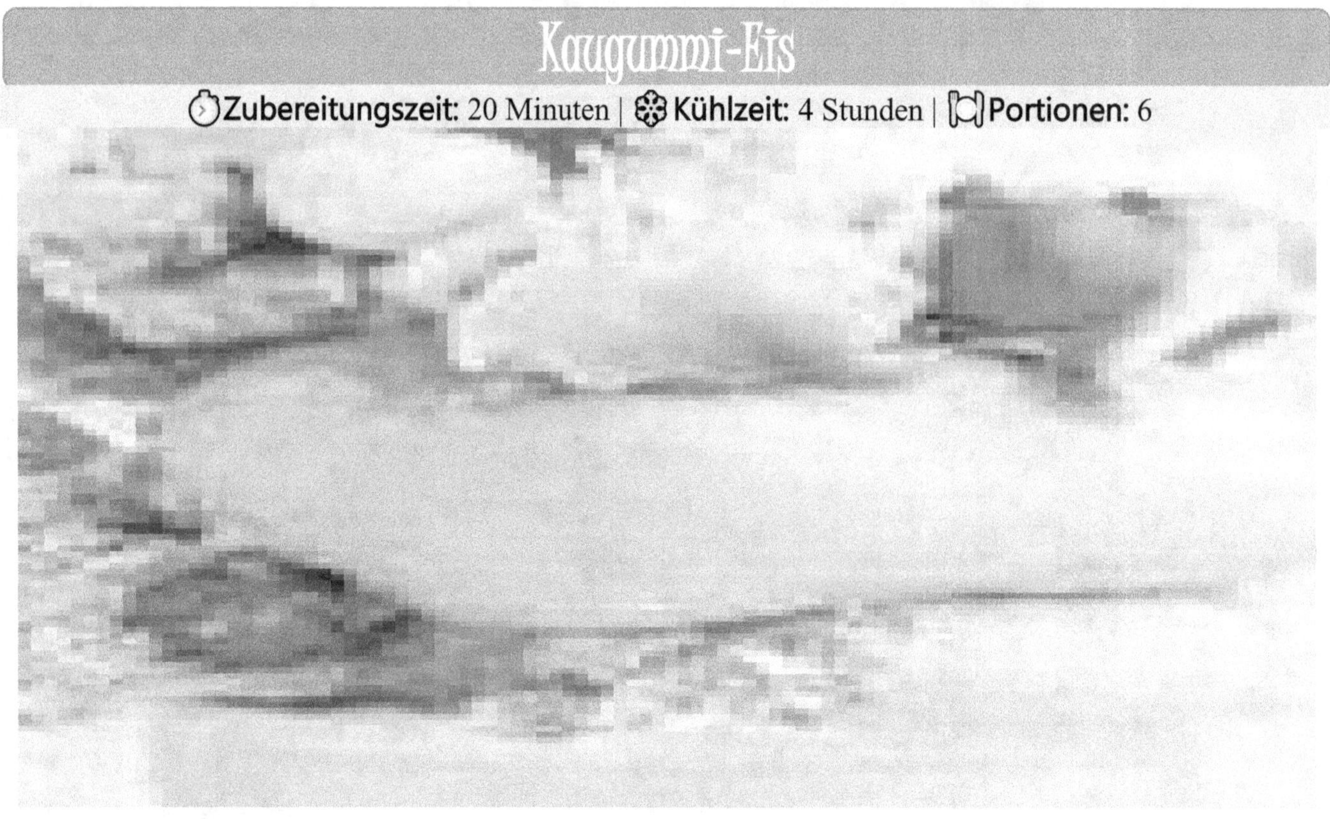

🛒 Zutaten:

- ❖ 2 Tassen Sahne
- ❖ 1 Tasse Vollmilch
- ❖ 3/4 Tasse Kristallzucker
- ❖ 1 Teelöffel Vanilleextrakt
- ❖ 1/2 Teelöffel Kaugummi-Extrakt
- ❖ Ein paar Tropfen rosa Lebensmittelfarbe (optional)
- ❖ Prise Salz

📋 Anweisungen:

1. **Erhitzen Sie die Mischung**: In einem mittelgroßen Topf Sahne, Vollmilch, Zucker und Salz vermischen. Bei mittlerer Hitze unter gelegentlichem Rühren erhitzen, bis sich der Zucker aufgelöst hat und die Mischung heiß, aber nicht kochend ist.
2. **Abkühlen lassen und Aromen hinzufügen**: Den Topf vom Herd nehmen und etwas abkühlen lassen. Vanilleextrakt, Kaugummiextrakt und rosa Lebensmittelfarbe (falls verwendet) unterrühren.
3. **Kühlen**: Die Mischung in eine Schüssel geben, abdecken und mindestens 4 Stunden, am besten über Nacht, in den Kühlschrank stellen.
4. **Verarbeitung im Creami**: Nach dem Abkühlen die Mischung in die Ninja Creami Gefrierschüssel geben und gemäß den Anweisungen zum Einhärten des Eises verarbeiten.
5. **Servieren**: Das Eis in Schüsseln oder Waffeln füllen und genießen!

Nährwertangaben: Kalorien: 250 | Kohlenhydrate: 28g | Fett: 15g | Eiweiß: 3g

Zuckerwatte-Genuss

⏱ **Zubereitungszeit:** 20 Minuten | ❄ **Kühlzeit:** 4 Stunden | 🍴 **Portionen:** 6

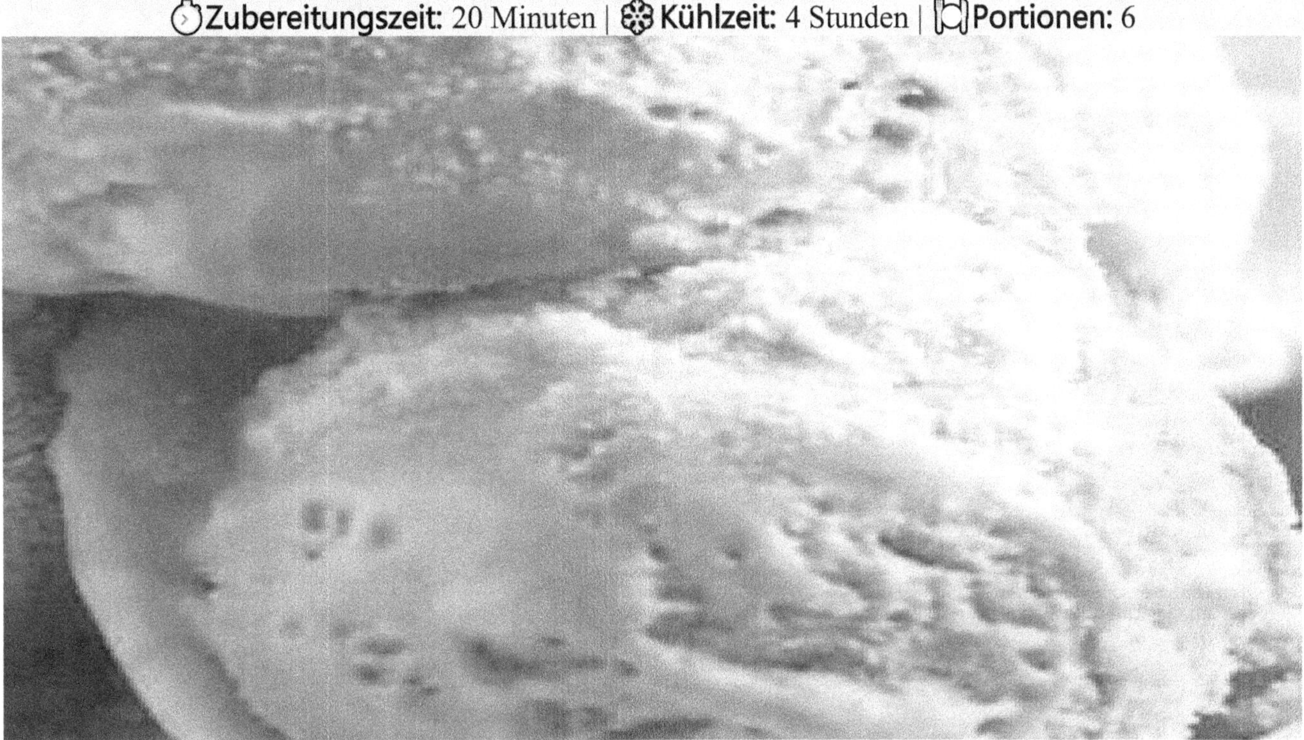

🛒 Zutaten:

- ❖ 2 Tassen Sahne
- ❖ 1 Tasse Vollmilch
- ❖ 3/4 Tasse Kristallzucker
- ❖ 1 Teelöffel Vanilleextrakt
- ❖ 1/2 Teelöffel Zuckerwatte-Extrakt
- ❖ Ein paar Tropfen blaue und rosa Lebensmittelfarbe (optional)
- ❖ Prise Salz

📋 Anweisungen:

1. **Erhitzen Sie die Mischung**: In einem mittelgroßen Topf Sahne, Vollmilch, Zucker und Salz vermischen. Bei mittlerer Hitze unter gelegentlichem Rühren erhitzen, bis sich der Zucker aufgelöst hat und die Mischung heiß, aber nicht kochend ist.
2. **Abkühlen lassen und Aromen hinzufügen**: Den Topf vom Herd nehmen und etwas abkühlen lassen. Vanilleextrakt, Zuckerwatteextrakt und Lebensmittelfarbe (falls verwendet) unterrühren.
3. **Kühlen**: Die Mischung in eine Schüssel geben, abdecken und mindestens 4 Stunden, am besten über Nacht, in den Kühlschrank stellen.
4. **Verarbeitung im Creami**: Nach dem Abkühlen die Mischung in die Ninja Creami Gefrierschüssel geben und gemäß den Anweisungen zum Einhärten des Eises verarbeiten.
5. **Servieren**: Das Eis in Schüsseln oder Waffeln füllen und genießen!

Nährwertangaben: Kalorien: 250 | Kohlenhydrate: 28g | Fett: 15g | Eiweiß: 3g

Kekse und Sahne

⏱Zubereitungszeit: 20 Minuten | ❄Kühlzeit: 4 Stunden | 🔪Portionen: 6

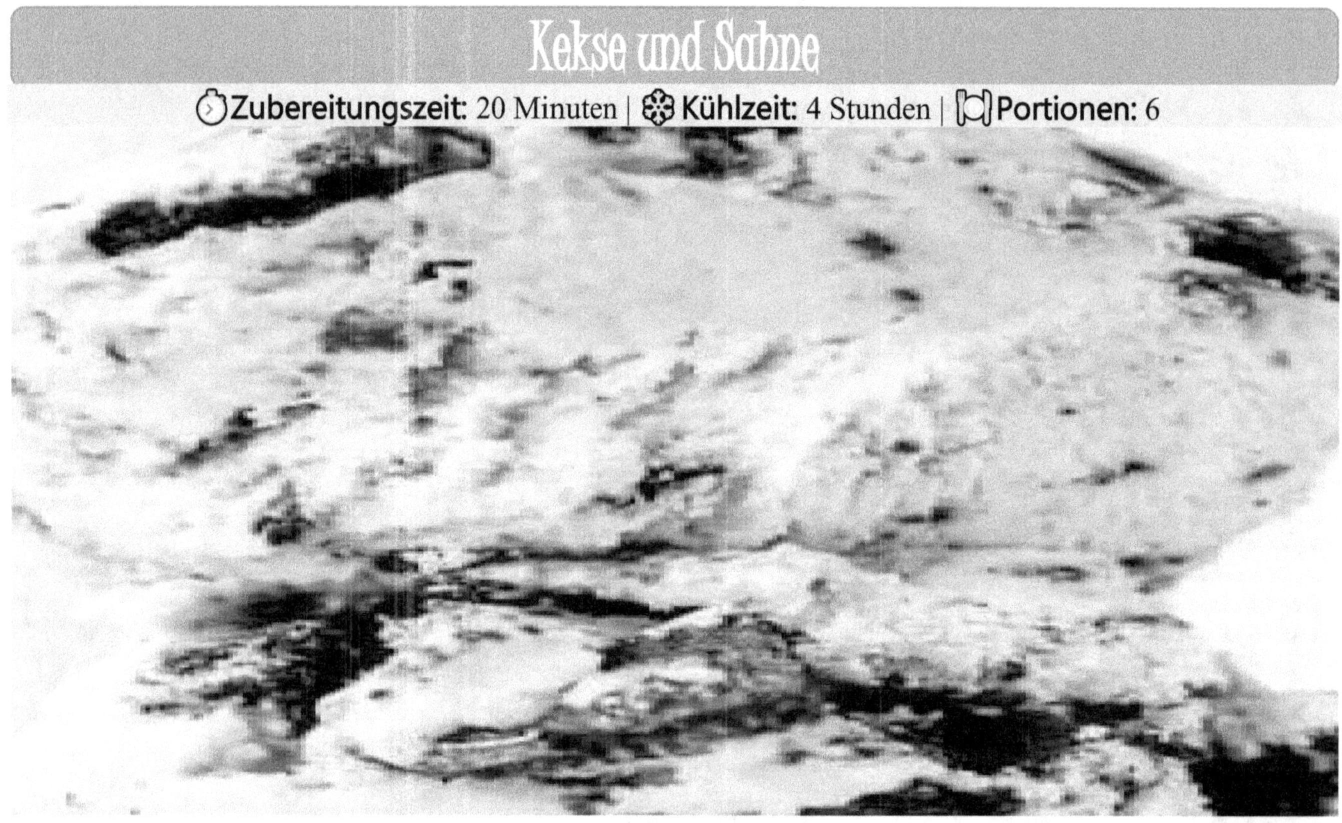

🛒 Zutaten:

- ❖ 2 Tassen Sahne
- ❖ 1 Tasse Vollmilch
- ❖ 3/4 Tasse Kristallzucker
- ❖ 1 Teelöffel Vanilleextrakt
- ❖ 1 Tasse zerkleinerte Schokoladensandwich-Kekse
- ❖ Prise Salz

📋 Anweisungen:

- ❖ **Erhitzen Sie die Mischung**: In einem mittelgroßen Topf Sahne, Vollmilch, Zucker und Salz vermischen. Bei mittlerer Hitze unter gelegentlichem Rühren erhitzen, bis sich der Zucker aufgelöst hat und die Mischung heiß, aber nicht kochend ist.
- ❖ **Abkühlen lassen und Aromen hinzufügen**: Den Topf vom Herd nehmen und etwas abkühlen lassen. Den Vanilleextrakt unterrühren.
- ❖ **Kühlen**: Die Mischung in eine Schüssel geben, abdecken und mindestens 4 Stunden, am besten über Nacht, in den Kühlschrank stellen.
- ❖ **Kekse hinzufügen**: Sobald sie abgekühlt ist, gießen Sie die Mischung in die Ninja Creami-Gefrierschüssel. Die zerkleinerten Kekse dazugeben und vorsichtig untermischen.
- ❖ **Verarbeitung im Creami**: Verarbeitung gemäß der Einstellanleitung für das Eis.
- ❖ **Servieren**: Das Eis in Schüsseln oder Waffeln füllen und genießen!

Nährwertangaben: Kalorien: 300 | Kohlenhydrate: 38g | Fett: 16g | Eiweiß: 4g

Funfetti Geburtstagstorte

⏱ **Zubereitungszeit:** 20 Minuten | ❄ **Kühlzeit:** 4 Stunden | 🍴 **Portionen:** 6

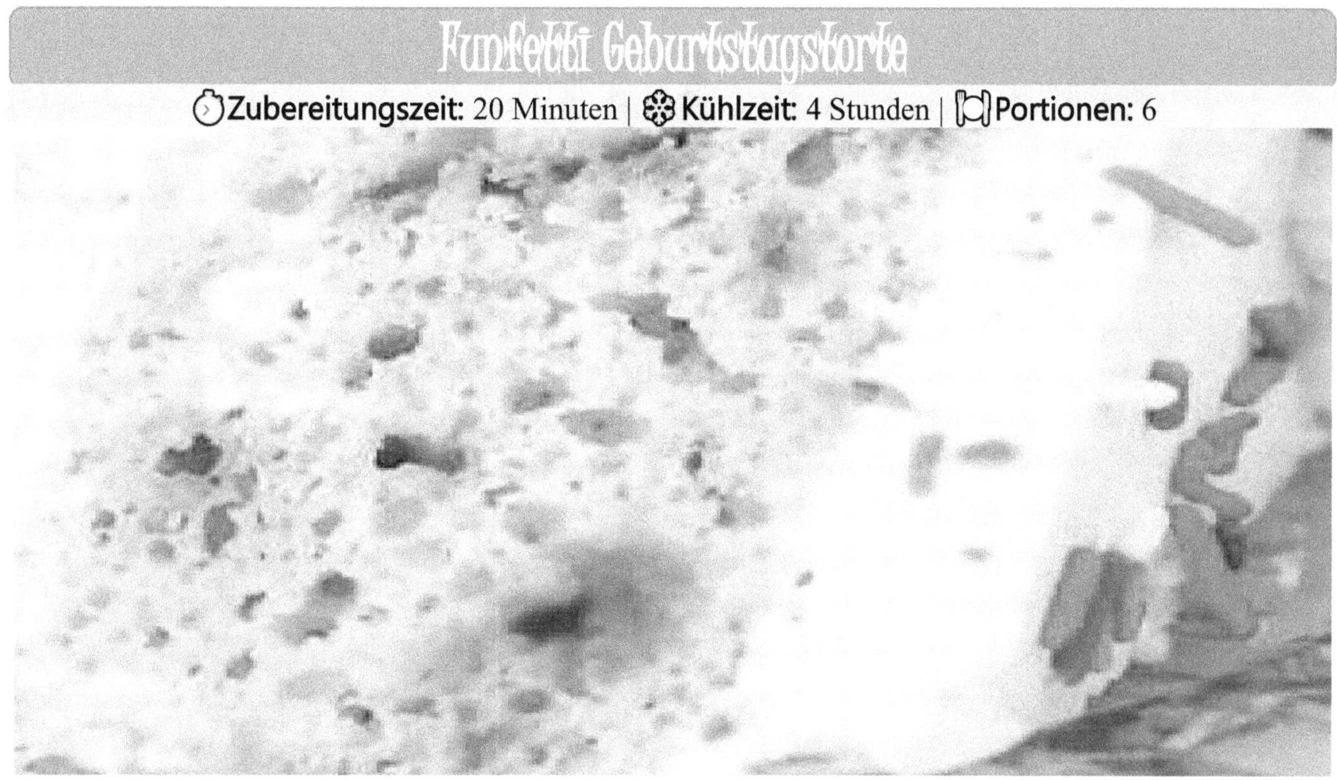

🛒 Zutaten:

- 2 Tassen Sahne
- 1 Tasse Vollmilch
- 3/4 Tasse Kristallzucker
- 1 Teelöffel Vanilleextrakt
- 1/2 Tasse Funfetti-Kuchenmischung
- 1/4 Tasse Regenbogenstreusel
- Prise Salz

📋 Anweisungen:

- **Erhitzen Sie die Mischung**: In einem mittelgroßen Topf Sahne, Vollmilch, Zucker, Kuchenmischung und Salz vermischen. Bei mittlerer Hitze unter gelegentlichem Rühren erhitzen, bis sich der Zucker aufgelöst hat und die Mischung heiß, aber nicht kochend ist.
- **Abkühlen lassen und Aromen hinzufügen**: Den Topf vom Herd nehmen und etwas abkühlen lassen. Den Vanilleextrakt unterrühren.
- **Kühlen**: Die Mischung in eine Schüssel geben, abdecken und mindestens 4 Stunden, am besten über Nacht, in den Kühlschrank stellen.
- **Streusel hinzufügen**: Sobald sie abgekühlt ist, gießen Sie die Mischung in die Ninja Creami-Gefrierschüssel. Die Regenbogenstreusel dazugeben und vorsichtig untermischen.
- **Verarbeitung im Creami**: Verarbeitung gemäß der Einstellanleitung für das Eis.
- **Servieren**: Das Eis in Schüsseln oder Waffeln füllen und genießen!

Nährwertangaben: Kalorien: 280 | Kohlenhydrate: 34g | Fett: 15g | Eiweiß: 3g

GummibärchenSorbet

⏱ **Zubereitungszeit:** 20 Minuten | ❄ **Kühlzeit:** 4 Stunden | 🍽 **Portionen:** 6

🛒 Zutaten:

- ❖ 2 Tassen Fruchtsaft (z. B. Orange oder Apfel)
- ❖ 1/2 Tasse Kristallzucker
- ❖ 1/2 Tasse Wasser
- ❖ 1 Teelöffel Zitronensaft
- ❖ 1 Tasse Gummibärchen

📋 Anweisungen:

1. **Den Sirup zubereiten**: In einem kleinen Topf das Wasser und den Zucker vermischen. Bei mittlerer Hitze unter gelegentlichem Rühren erhitzen, bis sich der Zucker vollständig aufgelöst hat. Vom Herd nehmen und abkühlen lassen.

2. **Zutaten kombinieren** 🛒: In einem Mixer den Fruchtsaft, den abgekühlten Sirup und den Zitronensaft vermischen. Pürieren, bis es glatt ist.

3. **Kühlen**: Die Mischung in eine Schüssel geben, abdecken und mindestens 4 Stunden, am besten über Nacht, in den Kühlschrank stellen.

4. **Gummibärchen hinzufügen**: Sobald sie abgekühlt ist, gießen Sie die Mischung in die Ninja Creami-Gefrierschüssel. Die Gummibärchen dazugeben.

5. **In der Creami verarbeiten**: Nach Anleitung zum Einbinden des Sorbets verarbeiten.

6. **Servieren**: Das Sorbet in Schüsseln füllen und genießen!

Nährwertangaben: Kalorien: 190 | Kohlenhydrate: 48g | Fett: 0g | Eiweiß: 1g

SAISONALE SPEZIALITÄTEN

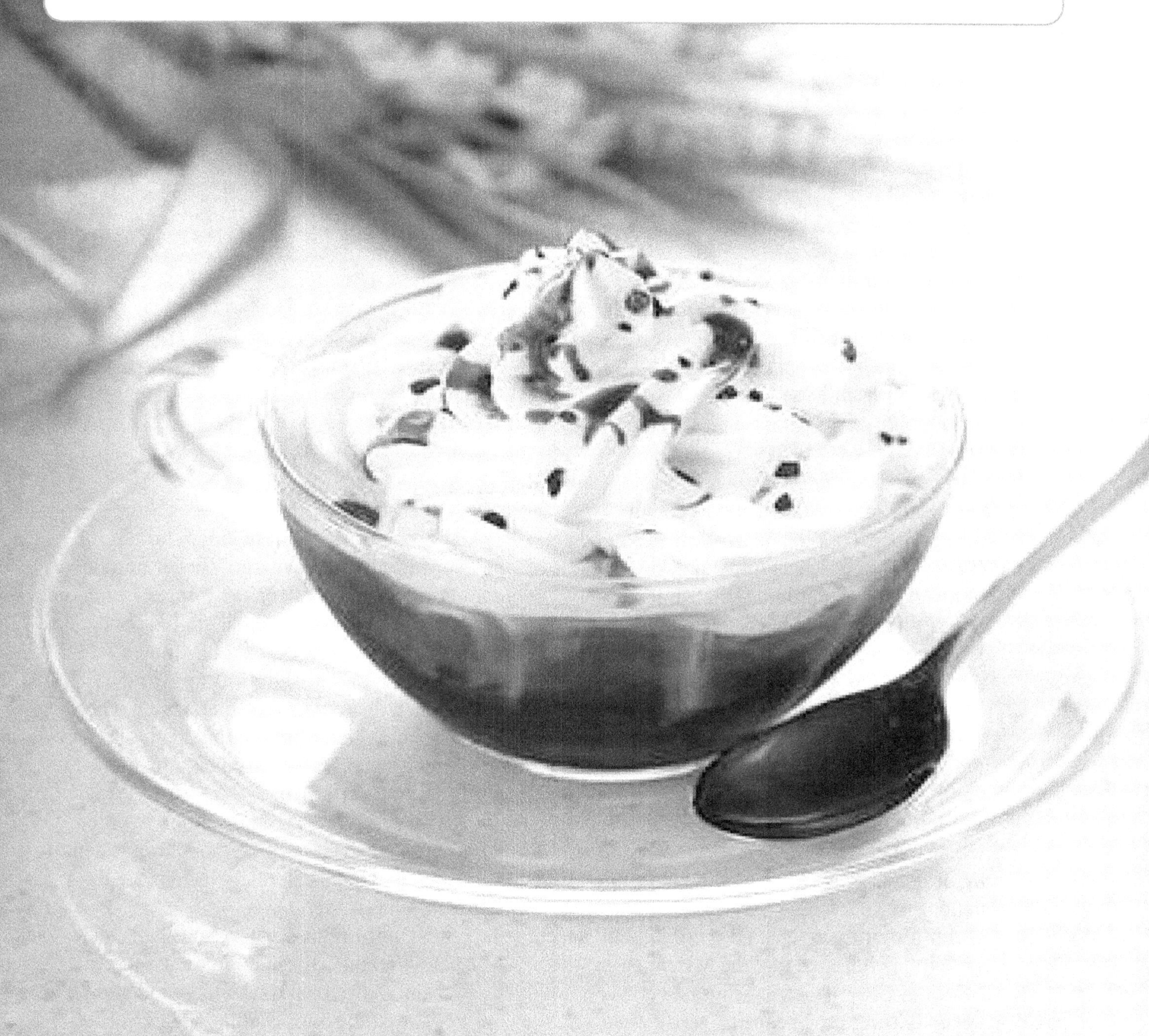

Feder

Zitronen-Mohn-Eis

⏱ **Zubereitungszeit**: 20 Minuten | ❄ **Kühlzeit**: 4 Stunden | 🍴 **Portionen**: 6

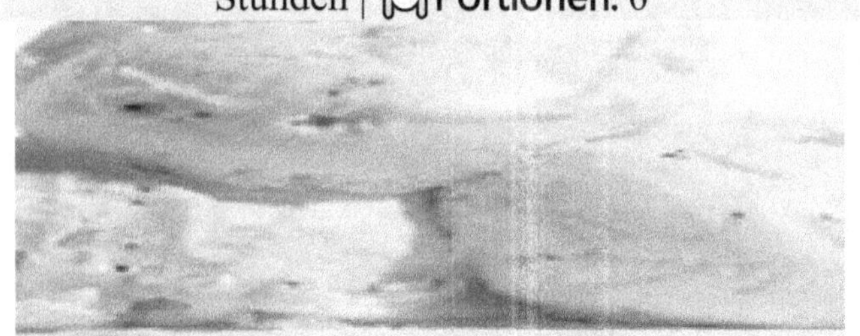

🛒 Zutaten:

- ❖ 2 Tassen Sahne
- ❖ 1 Tasse Vollmilch
- ❖ 3/4 Tasse Kristallzucker
- ❖ 1/4 Tasse frischer Zitronensaft
- ❖ 1 EL Zitronenschale
- ❖ 1 Teelöffel Vanilleextrakt
- ❖ 2 EL Mohn
- ❖ Prise Salz

📋 Anweisungen:

1. **Erhitzen Sie die Mischung**: In einem mittelgroßen Topf Sahne, Vollmilch, Zucker, Zitronenschale und Salz vermischen. Bei mittlerer Hitze unter gelegentlichem Rühren erhitzen, bis sich der Zucker aufgelöst hat und die Mischung heiß, aber nicht kochend ist.
2. **Abkühlen lassen und Zitronensaft hinzufügen**: Den Topf vom Herd nehmen und etwas abkühlen lassen. Zitronensaft und Vanilleextrakt unterrühren.
3. **Kühlen**: Die Mischung in eine Schüssel geben, abdecken und mindestens 4 Stunden, am besten über Nacht, in den Kühlschrank stellen.
4. **Mohn hinzufügen**: Nach dem Abkühlen den Mohn einrühren und die Mischung in die Ninja Creami Gefrierschüssel geben.
5. **Verarbeitung im Creami**: Verarbeitung gemäß der Einstellanleitung für das Eis.
6. **Servieren**: Das Eis in Schüsseln oder Waffeln füllen und genießen!

Nährwertangaben: Kalorien: 240 | Kohlenhydrate: 28g | Fett: 15g | Eiweiß: 3g

Rhabarber-Sorbet

⏱ **Zubereitungszeit**: 20 Minuten | ❄ **Kühlzeit**: 4 Stunden | 🍴 **Portionen**: 6

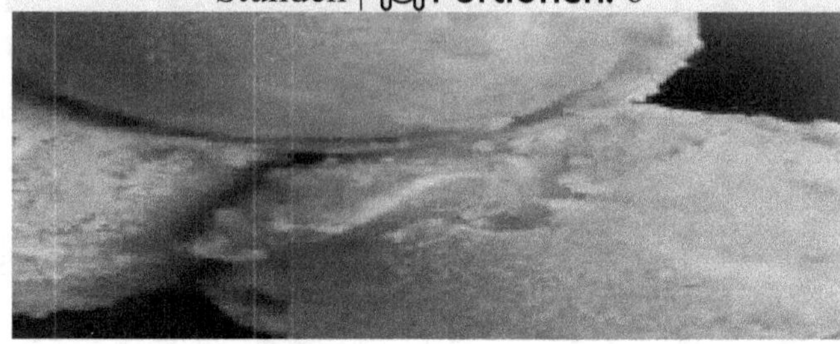

🛒 Zutaten:

- ❖ 4 Tassen frischer Rhabarber, gehackt
- ❖ 1 Tasse Wasser
- ❖ 1 Tasse Kristallzucker
- ❖ 1 EL Zitronensaft
- ❖ Prise Salz

📋 Anweisungen:

1. **Rhabarber kochen**: In einem mittelgroßen Topf Rhabarber, Wasser, Zucker und Salz vermischen. Zum Kochen bringen, dann die Hitze reduzieren und köcheln lassen, bis der Rhabarber weich ist, ca. 10 Minuten.
2. **Pürieren und abseihen**: Vom Herd nehmen und etwas abkühlen lassen. Die Mischung glatt pürieren und dann durch ein feinmaschiges Sieb abseihen, um alle Fasern zu entfernen.
3. **Kühlen**: Zitronensaft einrühren, in eine Schüssel geben, abdecken und mindestens 4 Stunden, am besten über Nacht, in den Kühlschrank stellen.
4. **Verarbeitung in der Creami**: Nach dem Abkühlen die Mischung in die Ninja Creami Gefrierschüssel geben und gemäß der Anleitung zum Einbinden des Sorbets verarbeiten.
5. **Servieren**: Das Sorbet in Schüsseln füllen und genießen!

Nährwertangaben: Kalorien: 120 | Kohlenhydrate: 30g | Fett: 0g | Eiweiß: 1g

Sommer

Pfirsich-Melba-Eis

⏱ **Zubereitungszeit:** 20 Minuten | ❄ **Kühlzeit:** 4 Stunden | 🍽 **Portionen:** 6

🛒 **Ingredients:**

- ❖ 2 Tassen Sahne
- ❖ 1 Tasse Vollmilch
- ❖ 3/4 Tasse Kristallzucker
- ❖ 2 Tassen frische Pfirsiche, geschält und gehackt
- ❖ 1/2 Tasse Himbeersauce oder frische Himbeeren
- ❖ 1 Teelöffel Vanilleextrakt
- ❖ Prise Salz

📋 **Anweisungen:**

1. **Pfirsiche vorbereiten**: In einem Mixer die Pfirsiche glatt pürieren.
2. **Erhitzen Sie die Mischung**: In einem mittelgroßen Topf Sahne, Vollmilch, Zucker und Salz vermischen. Bei mittlerer Hitze unter gelegentlichem Rühren erhitzen, bis sich der Zucker aufgelöst hat und die Mischung heiß, aber nicht kochend ist.
3. **Abkühlen lassen und Pfirsiche dazugeben**: Den Topf vom Herd nehmen und etwas abkühlen lassen. Pfirsichpüree und Vanilleextrakt unterrühren.
4. **Kühlen**: Die Mischung in eine Schüssel geben, abdecken und mindestens 4 Stunden, am besten über Nacht, in den Kühlschrank stellen.
5. **Himbeersauce hinzufügen**: Sobald sie abgekühlt ist, gießen Sie die Mischung in die Ninja Creami Gefrierschüssel. Die Himbeersoße dazugeben und vorsichtig darin schwenken.
6. **Verarbeitung im Creami**: Verarbeitung gemäß der Einstellanleitung für das Eis.
7. **Servieren**: Das Eis in Schüsseln oder Waffeln füllen und genießen!

Brombeer-Minz-Sorbet

⏱ **Zubereitungszeit:** 15 Minuten | ❄ **Kühlzeit:** 4 Stunden | 🍽 **Portionen:** 6

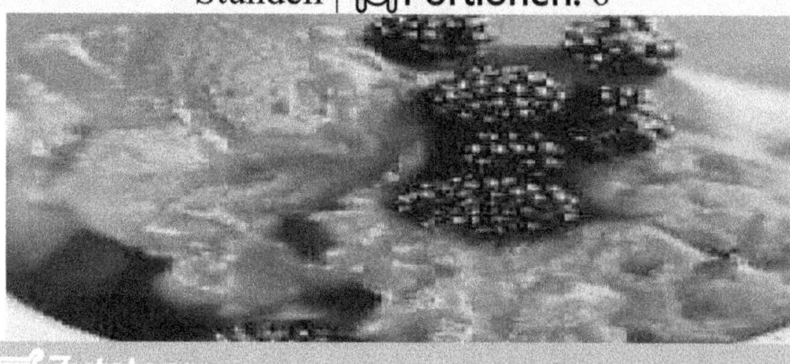

🛒 **Zutaten:**

1. 4 Tassen frische Brombeeren
2. 1 Tasse Wasser
3. 1/2 Tasse Kristallzucker
4. 1/4 Tasse frische Minzblätter, gehackt
5. 1 EL Zitronensaft
6. Prise Salz

📋 **Anweisungen:**

1. **Den Sirup zubereiten**: In einem kleinen Topf das Wasser und den Zucker vermischen. Bei mittlerer Hitze unter gelegentlichem Rühren erhitzen, bis sich der Zucker vollständig aufgelöst hat. Vom Herd nehmen und abkühlen lassen.
2. **Zutaten pürieren** 🛒: In einem Mixer die Brombeeren, den abgekühlten Sirup, die Minzblätter, den Zitronensaft und das Salz vermischen. Pürieren, bis es glatt ist.
3. **Abseihen und** kühlen: Die Mischung durch ein feinmaschiges Sieb abseihen, um die Kerne zu entfernen. In eine Schüssel geben, abdecken und mindestens 4 Stunden, am besten über Nacht, in den Kühlschrank stellen.
4. **Verarbeitung in der Creami**: Nach dem Abkühlen die Mischung in die Ninja Creami Gefrierschüssel geben und gemäß der Anleitung zum Einbinden des Sorbets verarbeiten.
5. **Servieren**: Das Sorbet in Schüsseln füllen und genießen!

Fallen

Pumpkin Spice Eis

🕐 **Zubereitungszeit:** 20 Minuten | ❄ **Kühlzeit:** 4 Stunden | 🍴 **Portionen:** 6

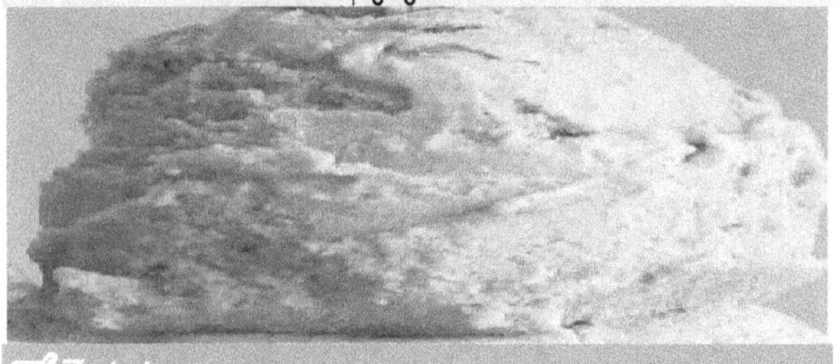

🛒 **Zutaten:**

- ❖ 2 Tassen Sahne
- ❖ 1 Tasse Vollmilch
- ❖ 3/4 Tasse Kristallzucker
- ❖ 1 Tasse Kürbispüree
- ❖ 1 Teelöffel Kürbiskuchengewürz
- ❖ 1 Teelöffel Vanilleextrakt
- ❖ Prise Salz

📋 **Anweisungen:**

1. **Die Mischung erhitzen**: In einem mittelgroßen Topf Sahne, Vollmilch, Zucker, Kürbiskuchengewürz und Salz vermischen. Bei mittlerer Hitze unter gelegentlichem Rühren erhitzen, bis sich der Zucker aufgelöst hat und die Mischung heiß, aber nicht kochend ist.
2. **Abkühlen lassen und Kürbis hinzufügen**: Den Topf vom Herd nehmen und etwas abkühlen lassen. Das Kürbispüree und den Vanilleextrakt unterrühren.
3. **Kühlen**: Die Mischung in eine Schüssel geben, abdecken und mindestens 4 Stunden, am besten über Nacht, in den Kühlschrank stellen.
4. **Verarbeitung im Creami**: Nach dem Abkühlen die Mischung in die Ninja Creami Gefrierschüssel geben und gemäß den Anweisungen zum Einhärten des Eises verarbeiten.
5. **Servieren**: Das Eis in Schüsseln oder Waffeln füllen und genießen!

Nährwertangaben: Kalorien: 240 | Kohlenhydrate: 28g | Fett: 15g | Eiweiß: 3g

Apfelwein-Sorbet

🕐 **Zubereitungszeit:** 15 Minuten | ❄ **Kühlzeit:** 4 Stunden | 🍴 **Portionen:** 6

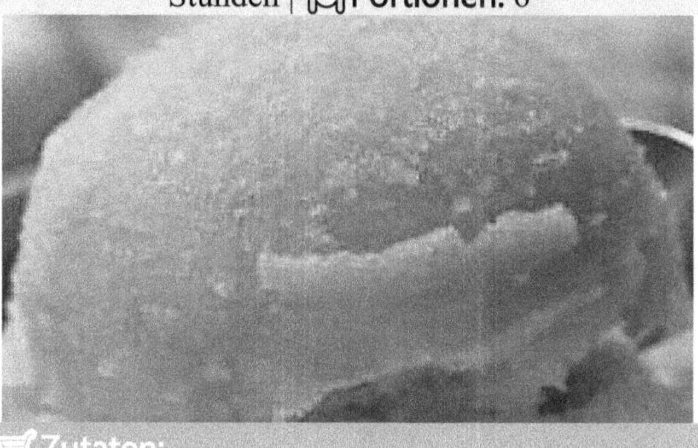

🛒 **Zutaten:**

- ❖ 3 Tassen Apfelwein
- ❖ 1/2 Tasse Kristallzucker
- ❖ 1 EL Zitronensaft
- ❖ 1/2 Teelöffel Zimt
- ❖ Prise Salz

📋 **Anweisungen:**

1. **Den Sirup zubereiten**: In einem kleinen Topf den Apfelwein und den Zucker vermischen. Bei mittlerer Hitze unter gelegentlichem Rühren erhitzen, bis sich der Zucker vollständig aufgelöst hat. Vom Herd nehmen und abkühlen lassen.
2. **Zutaten kombinieren** 🛒: In einem Mixer den abgekühlten Sirup, Zitronensaft, Zimt und Salz vermischen. Pürieren, bis es glatt ist.
3. **Kühlen**: Die Mischung in eine Schüssel geben, abdecken und mindestens 4 Stunden, am besten über Nacht, in den Kühlschrank stellen.
4. **Verarbeitung in der Creami**: Nach dem Abkühlen die Mischung in die Ninja Creami Gefrierschüssel geben und gemäß der Anleitung zum Einbinden des Sorbets verarbeiten.
5. **Servieren**: Das Sorbet in Schüsseln füllen und genießen!

Nährwertangaben: Kalorien: 90 | Kohlenhydrate: 24g | Fett: 0g | Eiweiß: 0g

Pfefferminzrinden-Eis

⏱ **Zubereitungszeit:** 20 Minuten | ❄ **Kühlzeit:** 4 Stunden | 🍽 **Portionen:** 6

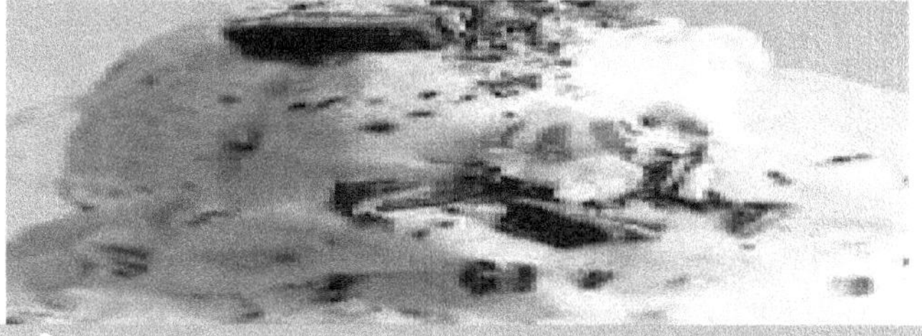

Zutaten:

- ❖ 2 Tassen Sahne
- ❖ 1 Tasse Vollmilch
- ❖ 3/4 Tasse Kristallzucker
- ❖ 1 Teelöffel Pfefferminzextrakt
- ❖ 1/2 Tasse zerkleinerte Pfefferminzbonbons oder Zuckerstangen
- ❖ 1/2 Tasse gehackte dunkle Schokolade oder Schokoladenstückchen
- ❖ Prise Salz

Anweisungen:

1. **Erhitzen Sie die Mischung**: In einem mittelgroßen Topf Sahne, Vollmilch, Zucker und Salz vermischen. Bei mittlerer Hitze unter gelegentlichem Rühren erhitzen, bis sich der Zucker aufgelöst hat und die Mischung heiß, aber nicht kochend ist.
2. **Abkühlen lassen und Pfefferminze hinzufügen**: Den Topf vom Herd nehmen und etwas abkühlen lassen. Den Pfefferminzextrakt unterrühren.
3. **Kühlen**: Die Mischung in eine Schüssel geben, abdecken und mindestens 4 Stunden, am besten über Nacht, in den Kühlschrank stellen.
4. **Mix-Ins hinzufügen**: Nach dem Abkühlen die Mischung in die Ninja Creami Gefrierschüssel geben. Die zerkleinerten Pfefferminzbonbons und die gehackte Schokolade hinzufügen.
5. **Verarbeitung im Creami**: Verarbeitung gemäß der Einstellanleitung für das Eis.
6. **Servieren**: Das Eis in Schüsseln oder Waffeln füllen und genießen!

Nährwertangaben: Kalorien: 280 | Kohlenhydrate: 32g | Fett: 18g | Eiweiß: 3g

Eierlikör-Eis

⏱ **Zubereitungszeit:** 20 Minuten | ❄ **Kühlzeit:** 4 Stunden | 🍽 **Portionen:** 6

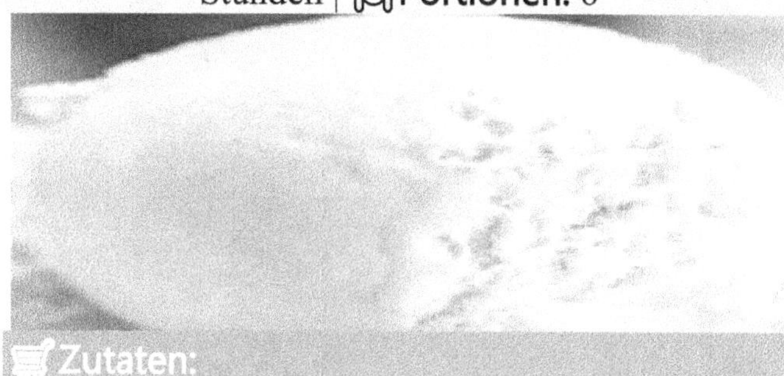

Zutaten:

- ❖ 2 Tassen Sahne
- ❖ 1 Tasse Vollmilch
- ❖ 3/4 Tasse Kristallzucker
- ❖ 1 Tasse Eierlikör
- ❖ 1 Teelöffel Vanilleextrakt
- ❖ 1/2 Teelöffel gemahlene Muskatnuss
- ❖ Prise Salz

Anweisungen:

1. **Erhitzen Sie die Mischung**: In einem mittelgroßen Topf Sahne, Vollmilch, Zucker, Eierlikör, Muskatnuss und Salz vermischen. Bei mittlerer Hitze unter gelegentlichem Rühren erhitzen, bis sich der Zucker aufgelöst hat und die Mischung heiß, aber nicht kochend ist.
2. **Abkühlen lassen und Vanille hinzufügen**: Den Topf vom Herd nehmen und etwas abkühlen lassen. Den Vanilleextrakt unterrühren.
3. **Kühlen**: Die Mischung in eine Schüssel geben, abdecken und mindestens 4 Stunden, am besten über Nacht, in den Kühlschrank stellen.
4. **Verarbeitung im Creami**: Nach dem Abkühlen die Mischung in die Ninja Creami Gefrierschüssel geben und gemäß den Anweisungen zum Einhärten des Eises verarbeiten.
5. **Servieren**: Das Eis in Schüsseln oder Waffeln füllen und genießen!

Nährwertangaben: Kalorien: 270 | Kohlenhydrate: 28g | Fett: 17g | Eiweiß: 4g

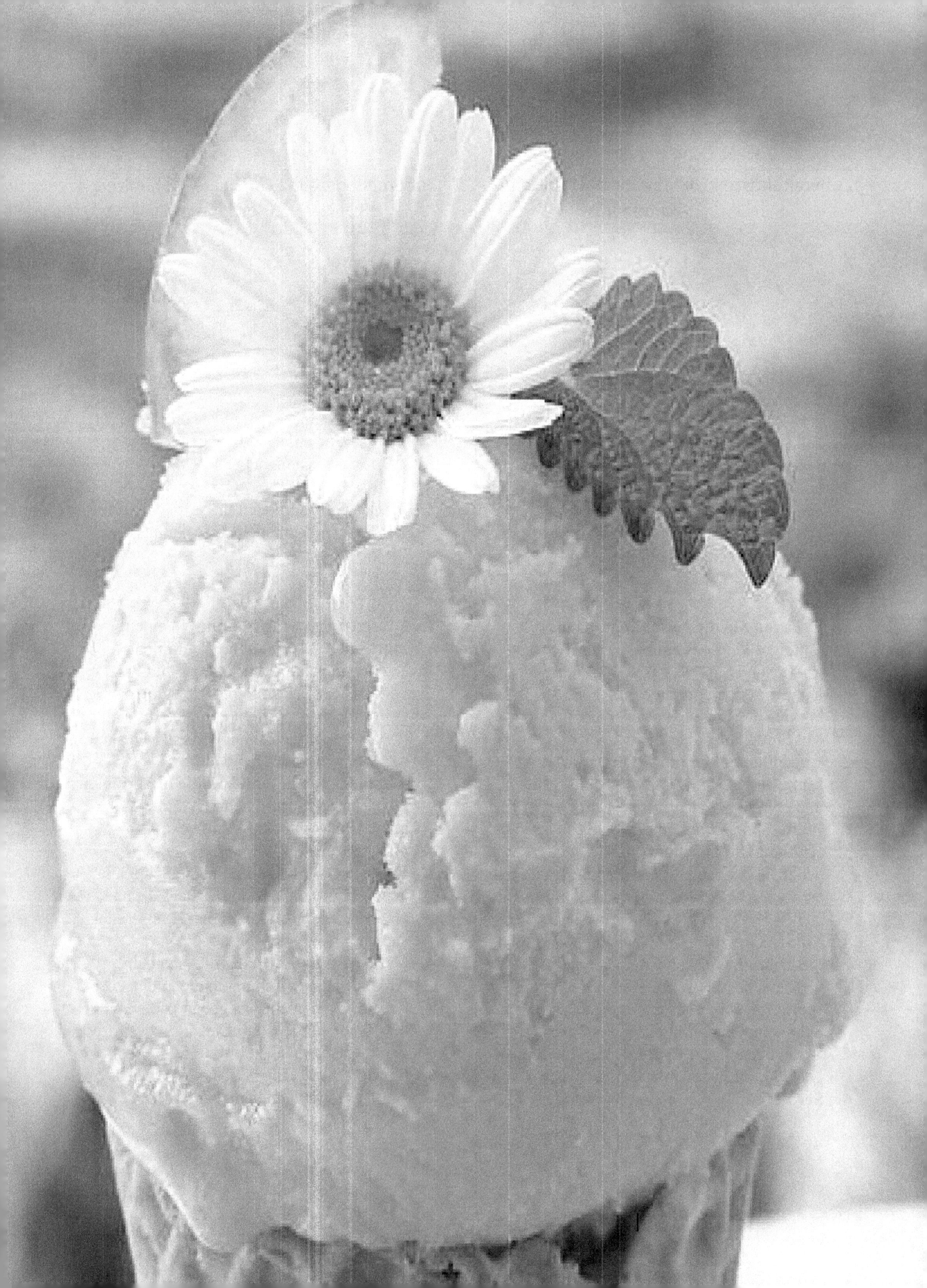

DEKADENTE DESSERTS

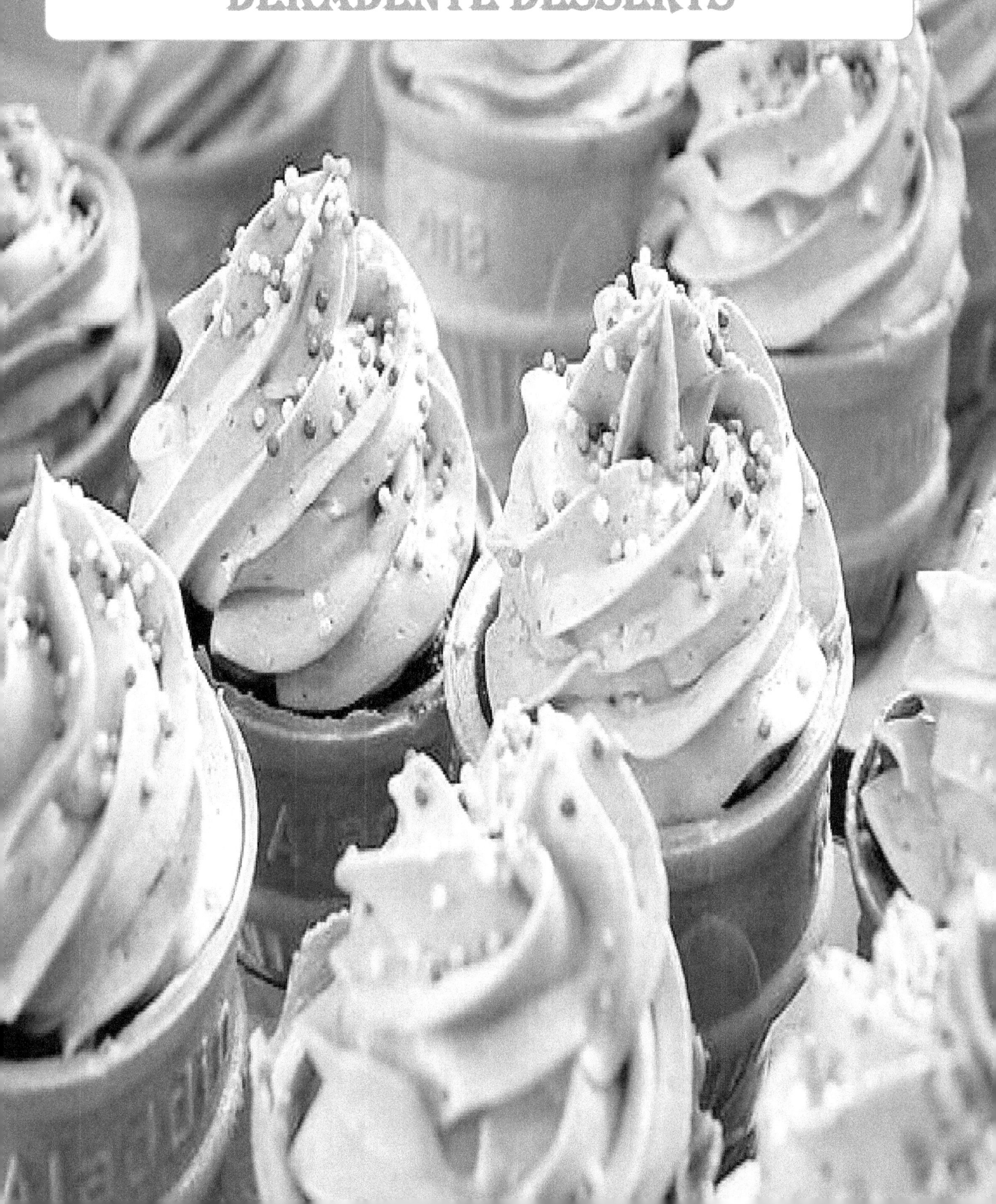

Browni- und Teigeis

⏱ **Zubereitungszeit:** 20 Minuten | ❄ **Kühlzeit:** 4 Stunden | 🍨 **Portionen:** 6

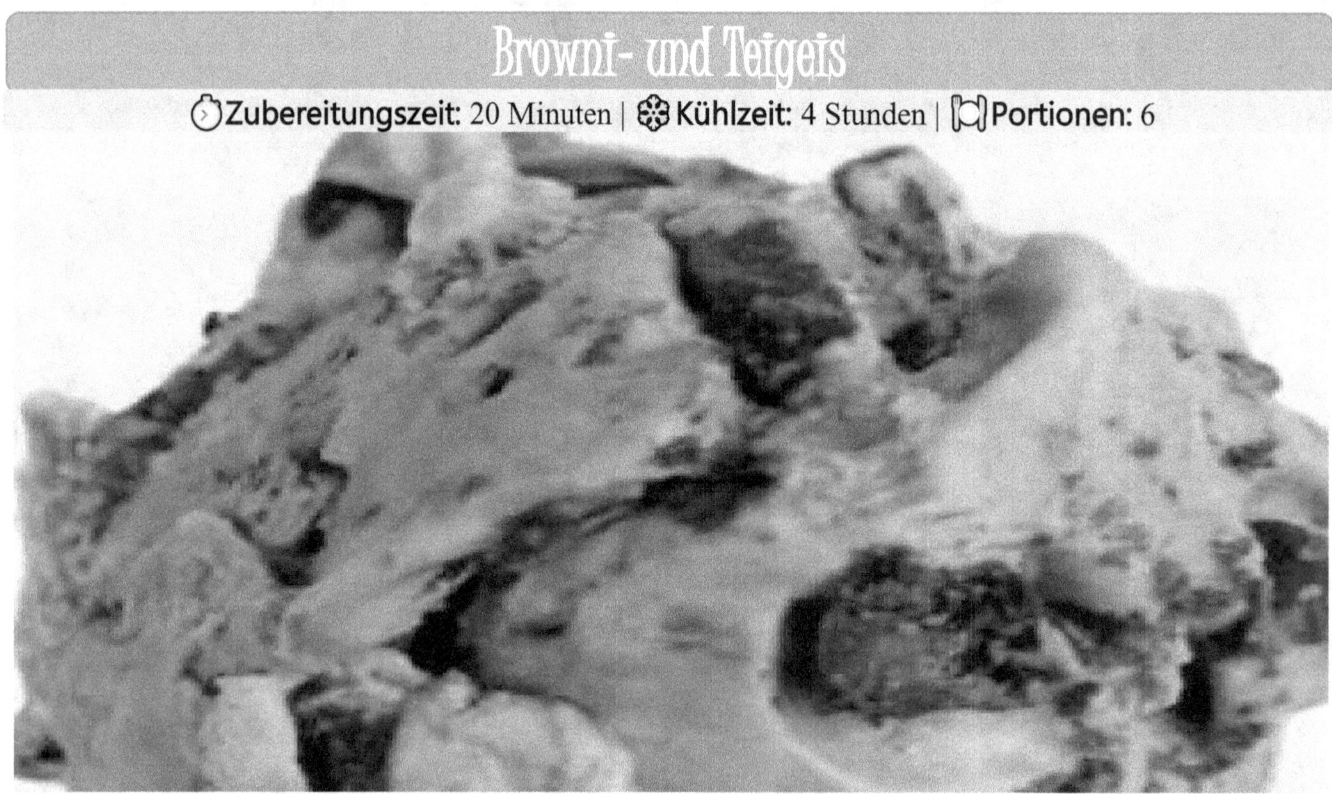

🛒 Zutaten:

- ❖ 2 Tassen Sahne
- ❖ 1 Tasse Vollmilch
- ❖ 3/4 Tasse Kristallzucker
- ❖ 1/2 Tasse Brownie-Mischung
- ❖ 1 Teelöffel Vanilleextrakt
- ❖ 1/2 Tasse Brownie-Stücke
- ❖ Prise Salz

📋 Anweisungen:

1. **Erhitzen Sie die Mischung**: In einem mittelgroßen Topf Sahne, Vollmilch, Zucker, Brownie-Mischung und Salz vermischen. Bei mittlerer Hitze unter gelegentlichem Rühren erhitzen, bis sich der Zucker aufgelöst hat und die Mischung heiß, aber nicht kochend ist.
2. **Abkühlen lassen und Vanille hinzufügen**: Den Topf vom Herd nehmen und etwas abkühlen lassen. Den Vanilleextrakt unterrühren.
3. **Kühlen**: Die Mischung in eine Schüssel geben, abdecken und mindestens 4 Stunden, am besten über Nacht, in den Kühlschrank stellen.
4. **Brownie-Stücke hinzufügen**: Sobald sie abgekühlt ist, gießen Sie die Mischung in die Ninja Crami-Gefrierschüssel. Die Brownie-Stücke dazugeben und vorsichtig untermischen.
5. **Verarbeitung im Creami**: Verarbeitung gemäß der Einstellanleitung für das Eis.
6. **Servieren**: Das Eis in Schüsseln oder Waffeln füllen und genießen!

Nährwertangaben: Kalorien: 310 | Kohlenhydrate: 38g | Fett: 18g | Eiweiß: 4g

Käsekuchen-Swirl-Eis

⏱ **Zubereitungszeit:** 20 Minuten | ❄ **Kühlzeit:** 4 Stunden | 🍽 **Portionen:** 6

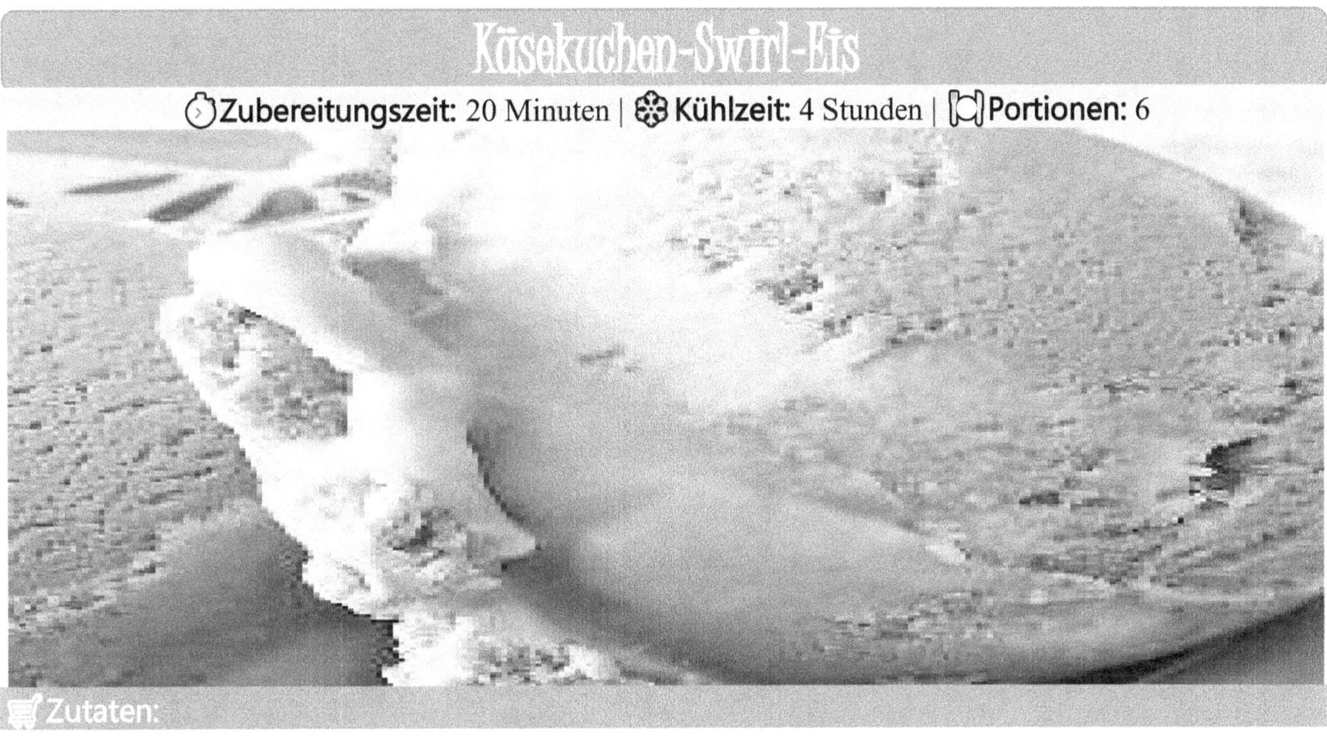

🛒 Zutaten:

- ❖ 2 Tassen Sahne
- ❖ 1 Tasse Vollmilch
- ❖ 3/4 Tasse Kristallzucker
- ❖ 1 Tasse Frischkäse, weich
- ❖ 1 Teelöffel Vanilleextrakt
- ❖ 1/2 Tasse Graham-Cracker-Krümel
- ❖ 1/2 Tasse Erdbeer- oder Himbeer-Strudel (Marmelade oder Püree)
- ❖ Prise Salz

📋 Anweisungen:

1. **Erhitzen Sie die Mischung**: In einem mittelgroßen Topf Sahne, Vollmilch, Zucker und Salz vermischen. Bei mittlerer Hitze unter gelegentlichem Rühren erhitzen, bis sich der Zucker aufgelöst hat und die Mischung heiß, aber nicht kochend ist.
2. **Mit Frischkäse pürieren**: Den Topf vom Herd nehmen. In einem Mixer den Frischkäse und die heiße Mischung vermischen. Pürieren, bis es glatt ist.
3. **Abkühlen lassen und Vanille hinzufügen**: Die Mischung etwas abkühlen lassen und den Vanilleextrakt unterrühren.
4. **Kühlen**: Die Mischung in eine Schüssel geben, abdecken und mindestens 4 Stunden, am besten über Nacht, in den Kühlschrank stellen.
5. **Strudel und Krümel hinzufügen**: Sobald sie abgekühlt ist, gießen Sie die Mischung in die Ninja Creami Gefrierschüssel. Die Graham-Cracker-Brösel dazugeben und in der Marmelade oder dem Püree schwenken.
6. **Verarbeitung im Creami**: Verarbeitung gemäß der Einstellanleitung für das Eis.
7. **Servieren**: Das Eis in Schüsseln oder Waffeln füllen und genießen!

Nährwertangaben: Kalorien: 320 | Kohlenhydrate: 40g | Fett: 18g | Eiweiß: 5g

Karamell-Macchiato-Eis

🕐 **Zubereitungszeit**: 20 Minuten | ❇️ **Kühlzeit**: 4 Stunden | 📖 **Portionen**: 6

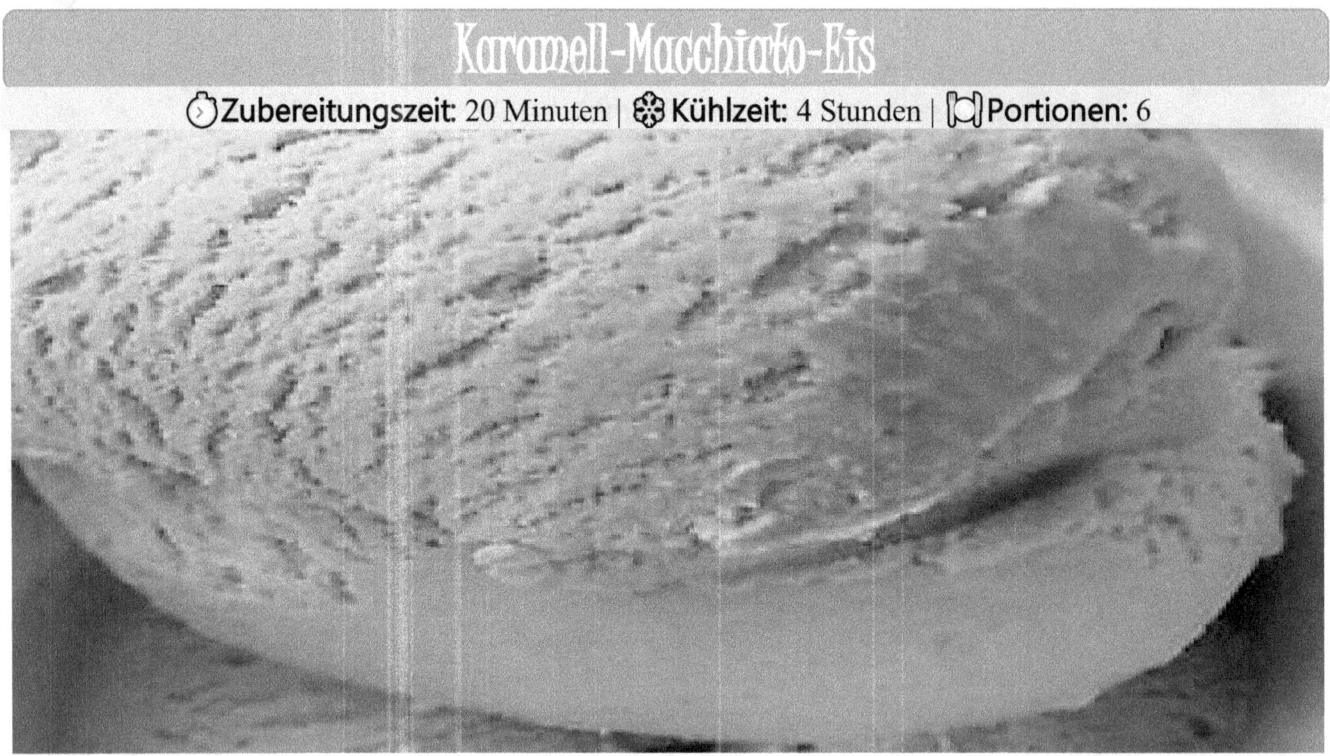

🛒 Zutaten:

- ❖ 2 Tassen Sahne
- ❖ 1 Tasse Vollmilch
- ❖ 3/4 Tasse Kristallzucker
- ❖ 2 EL Instant-Kaffeegranulat
- ❖ 1/2 Tasse Karamellsauce
- ❖ 1 Teelöffel Vanilleextrakt
- ❖ Prise Salz

📋 Anweisungen:

1. **Kaffee auflösen**: In einer kleinen Schüssel das Instantkaffeegranulat in etwas heißem Wasser auflösen, sodass ein starkes Kaffeekonzentrat entsteht.
2. **Erhitzen Sie die Mischung**: In einem mittelgroßen Topf Sahne, Vollmilch, Zucker, Kaffeekonzentrat und Salz vermischen. Bei mittlerer Hitze unter gelegentlichem Rühren erhitzen, bis sich der Zucker aufgelöst hat und die Mischung heiß, aber nicht kochend ist.
3. **Abkühlen lassen und Karamell hinzufügen**: Den Topf vom Herd nehmen und etwas abkühlen lassen. Die Karamellsauce und den Vanilleextrakt unterrühren.
4. **Kühlen**: Die Mischung in eine Schüssel geben, abdecken und mindestens 4 Stunden, am besten über Nacht, in den Kühlschrank stellen.
5. **Verarbeitung im Creami**: Nach dem Abkühlen die Mischung in die Ninja Creami Gefrierschüssel geben und gemäß den Anweisungen zum Einhärten des Eises verarbeiten.
6. **Servieren**: Das Eis in Schüsseln oder Waffeln füllen und genießen!

Nährwertangaben: Kalorien: 300 | Kohlenhydrate: 35g | Fett: 18g | Eiweiß: 4g

Schwarzwälder Eis

⏱ **Zubereitungszeit:** 20 Minuten | ❄ **Kühlzeit:** 4 Stunden | 📷 **Portionen:** 6

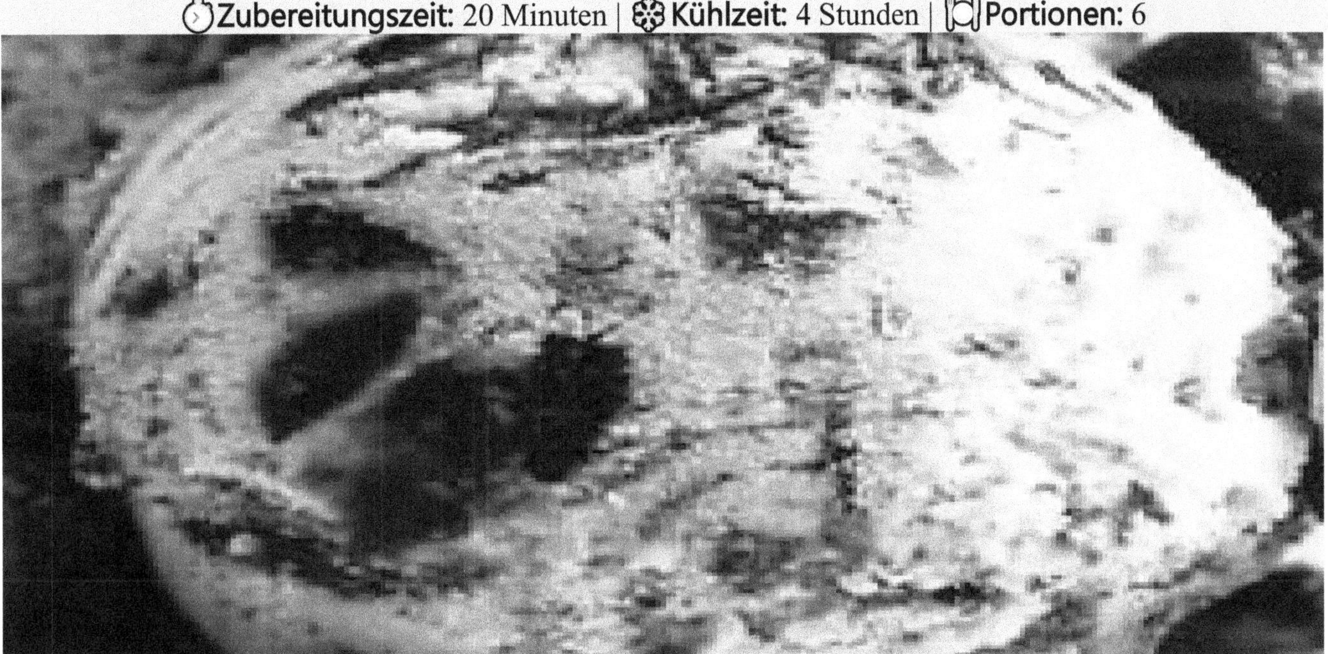

Zutaten:

- ❖ 2 Tassen Sahne
- ❖ 1 Tasse Vollmilch
- ❖ 3/4 Tasse Kristallzucker
- ❖ 1/2 Tasse ungesüßtes Kakaopulver
- ❖ 1 Teelöffel Vanilleextrakt
- ❖ 1 Tasse gehackte Kirschen (frisch oder aus der Dose)
- ❖ 1/2 Tasse Schokoladenstückchen
- ❖ Prise Salz

Anweisungen:

1. **Die Mischung erhitzen**: In einem mittelgroßen Topf Sahne, Vollmilch, Zucker, Kakaopulver und Salz vermischen. Bei mittlerer Hitze unter gelegentlichem Rühren erhitzen, bis sich der Zucker aufgelöst hat und die Mischung heiß, aber nicht kochend ist.
2. **Abkühlen lassen und Vanille hinzufügen**: Den Topf vom Herd nehmen und etwas abkühlen lassen. Den Vanilleextrakt unterrühren.
3. **Kühlen**: Die Mischung in eine Schüssel geben, abdecken und mindestens 4 Stunden, am besten über Nacht, in den Kühlschrank stellen.
4. **Kirschen und Schokolade hinzufügen**: Sobald sie abgekühlt ist, gießen Sie die Mischung in die Ninja Creami Gefrierschüssel. Die gehackten Kirschen und Schokoladenstückchen dazugeben.
5. **Verarbeitung im Creami**: Verarbeitung gemäß der Einstellanleitung für das Eis.
6. **Servieren**: Das Eis in Schüsseln oder Waffeln füllen und genießen!

Red Velvet Eiscreme

⏱ **Zubereitungszeit:** 20 Minuten | ❄ **Kühlzeit:** 4 Stunden | 🍴 **Portionen:** 6

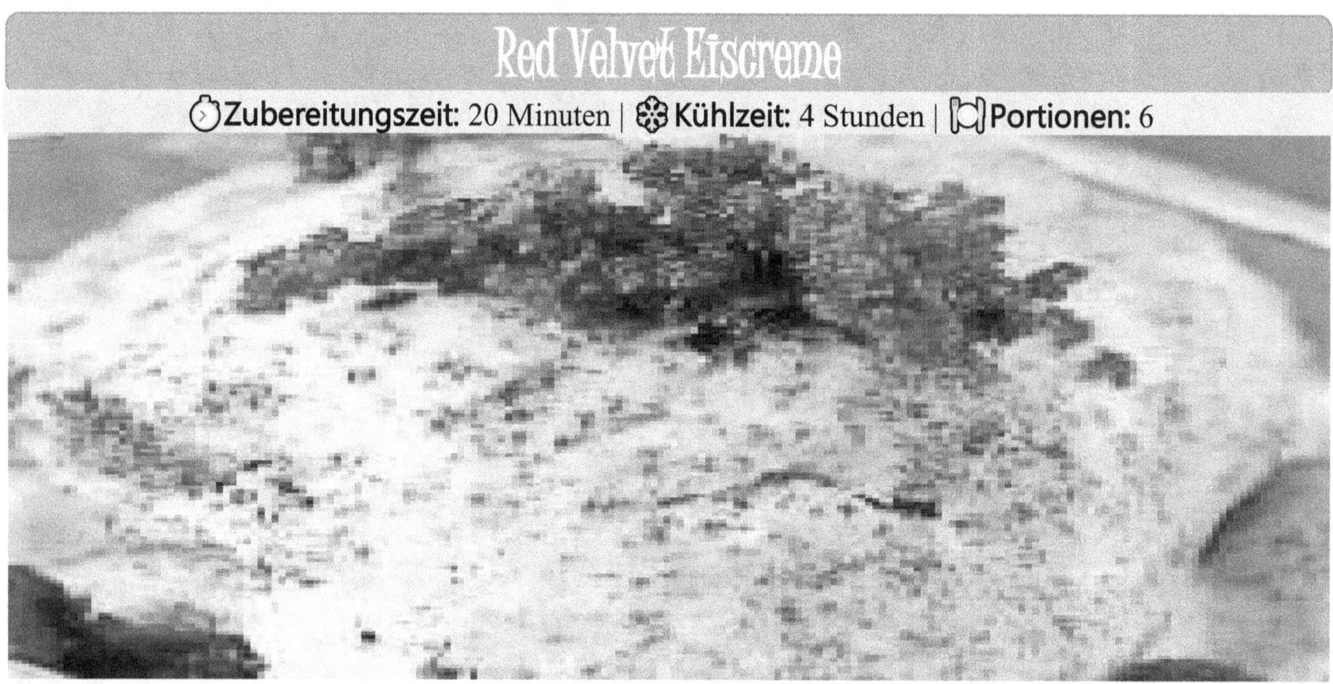

🛒 Zutaten:

- ❖ 2 Tassen Sahne
- ❖ 1 Tasse Vollmilch
- ❖ 3/4 Tasse Kristallzucker
- ❖ 1/2 Tasse Red Velvet Kuchenmischung
- ❖ 1 Teelöffel Vanilleextrakt
- ❖ 1/2 Tasse Frischkäse, weich
- ❖ 1/4 Tasse Mini-Schokoladenstückchen
- ❖ Prise Salz

📋 Anweisungen:

1. **Erhitzen Sie die Mischung**: In einem mittelgroßen Topf Sahne, Vollmilch, Zucker, Kuchenmischung und Salz vermischen. Bei mittlerer Hitze unter gelegentlichem Rühren erhitzen, bis sich der Zucker aufgelöst hat und die Mischung heiß, aber nicht kochend ist.
2. **Mit Frischkäse pürieren**: Den Topf vom Herd nehmen. In einem Mixer den Frischkäse und die heiße Mischung vermischen. Pürieren, bis es glatt ist.
3. **Abkühlen lassen und Vanille hinzufügen**: Die Mischung etwas abkühlen lassen und den Vanilleextrakt unterrühren.
4. **Kühlen**: Die Mischung in eine Schüssel geben, abdecken und mindestens 4 Stunden, am besten über Nacht, in den Kühlschrank stellen.
5. **Schokoladenstückchen hinzufügen**: Sobald sie abgekühlt ist, gießen Sie die Mischung in die Ninja Creami-Gefrierschüssel. Die Mini-Schokoladenstückchen dazugeben.
6. **Verarbeitung im Creami**: Verarbeitung gemäß der Einstellanleitung für das Eis.
7. **Servieren**: Das Eis in Schüsseln oder Waffeln füllen und genießen!

Nährwertangaben: Kalorien: 310 | Kohlenhydrate: 40g | Fett: 18g | Eiweiß: 4g

GESUNDE UND LEICHTE OPTIONEN

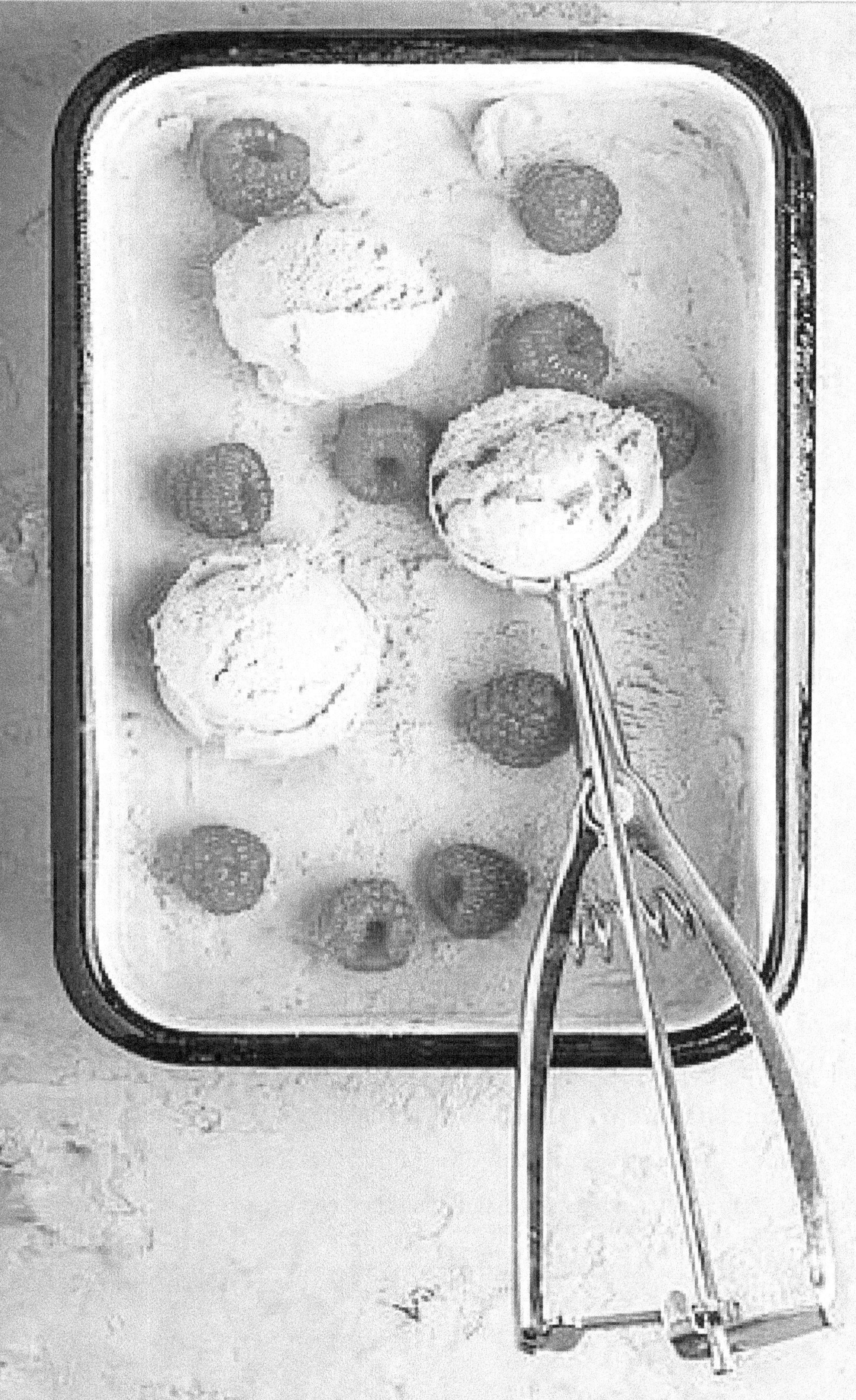

GESUNDE UND LEICHTE OPTIONEN

Zuckerarme Vanille

⏱ **Zubereitungszeit**: 15 Minuten | ❄ **Kühlzeit**: 4 Stunden | 🍽 **Portionen**: 6

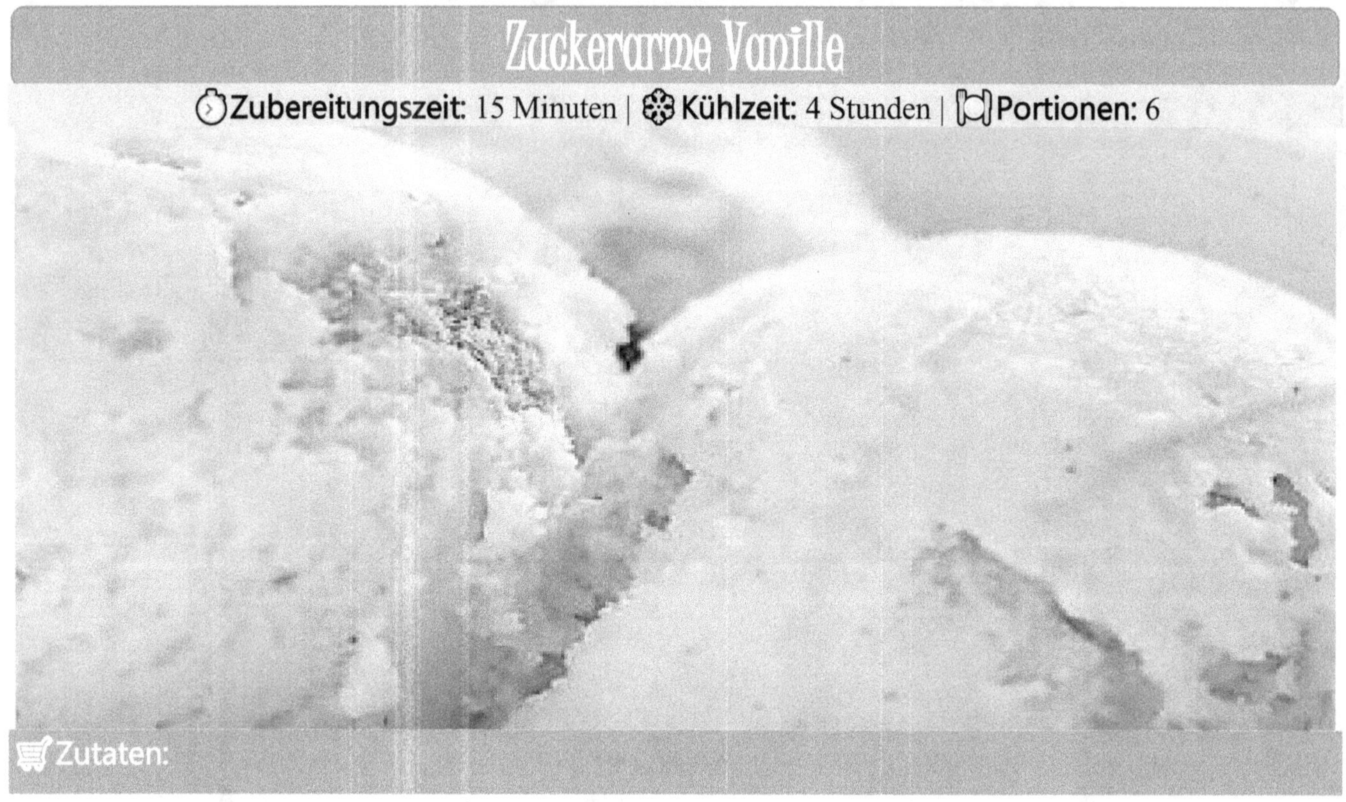

🛒 Zutaten:

- ❖ 2 Tassen ungesüßte Mandelmilch (oder Milch nach Wahl)
- ❖ 1 Tasse griechischer Joghurt
- ❖ 1/3 Tasse granuliertes Erythrit (oder Süßungsmittel nach Wahl)
- ❖ 2 Teelöffel Vanilleextrakt
- ❖ Prise Salz

📋 Anweisungen:

1. **Zutaten kombinieren** 🛒: In einer mittelgroßen Schüssel Mandelmilch, griechischen Joghurt, Erythrit, Vanilleextrakt und Salz verquirlen, bis sich das Süßungsmittel vollständig aufgelöst hat und die Mischung glatt ist.
2. **Kühlen**: Die Mischung in eine Schüssel geben, abdecken und mindestens 4 Stunden, am besten über Nacht, in den Kühlschrank stellen.
3. **Verarbeitung im Creami**: Nach dem Abkühlen die Mischung in die Ninja Creami Gefrierschüssel geben und gemäß den Anweisungen zum Einhärten des Eises verarbeiten.
4. **Servieren**: Das Eis in Schüsseln oder Waffeln füllen und genießen!

Nährwertangaben: Kalorien: 100 | Kohlenhydrate: 10g | Fett: 4g | Eiweiß: 7g

Beeren-Grüntee-Sorbet

⏱ **Zubereitungszeit:** 15 Minuten | ❄ **Kühlzeit:** 4 Stunden | 🍽 **Portionen:** 6

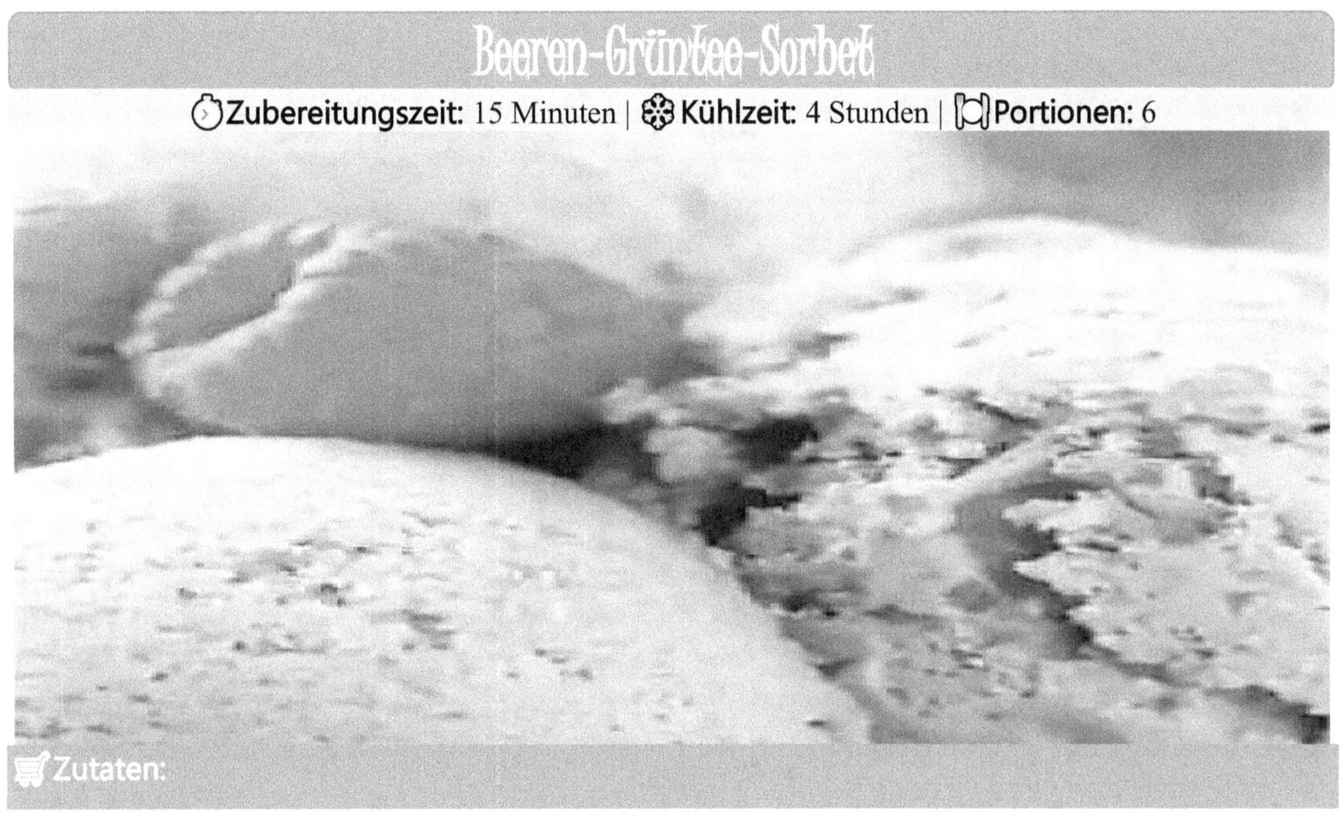

🛒 **Zutaten:**

- ❖ 3 Tassen gemischte Beeren (Erdbeeren, Heidelbeeren, Himbeeren)
- ❖ 1 Tasse gebrühter grüner Tee, abgekühlt
- ❖ 1/2 Tasse granuliertes Erythrit (oder Süßungsmittel nach Wahl)
- ❖ 1 EL Zitronensaft
- ❖ Prise Salz

📋 **Anweisungen:**

1. **Zutaten pürieren:** In einem Mixer die gemischten Beeren, den grünen Tee, das Erythrit, den Zitronensaft und das Salz vermischen. Pürieren, bis es glatt ist.
2. **Abseihen und** kühlen: Die Mischung durch ein feinmaschiges Sieb abseihen, um die Kerne zu entfernen. In eine Schüssel geben, abdecken und mindestens 4 Stunden, am besten über Nacht, in den Kühlschrank stellen.
3. **Verarbeitung in der Creami**: Nach dem Abkühlen die Mischung in die Ninja Creami Gefrierschüssel geben und gemäß der Anleitung zum Einbinden des Sorbets verarbeiten.
4. **Servieren**: Das Sorbet in Schüsseln füllen und genießen!

Nährwertangaben: Kalorien: 60 | Kohlenhydrate: 14g | Fett: 0g | Eiweiß: 1g

Proteinreicher griechischer Joghurt

⏱ **Zubereitungszeit:** 10 Minuten | ❄ **Kühlzeit:** 4 Stunden | 🍽 **Portionen:** 6

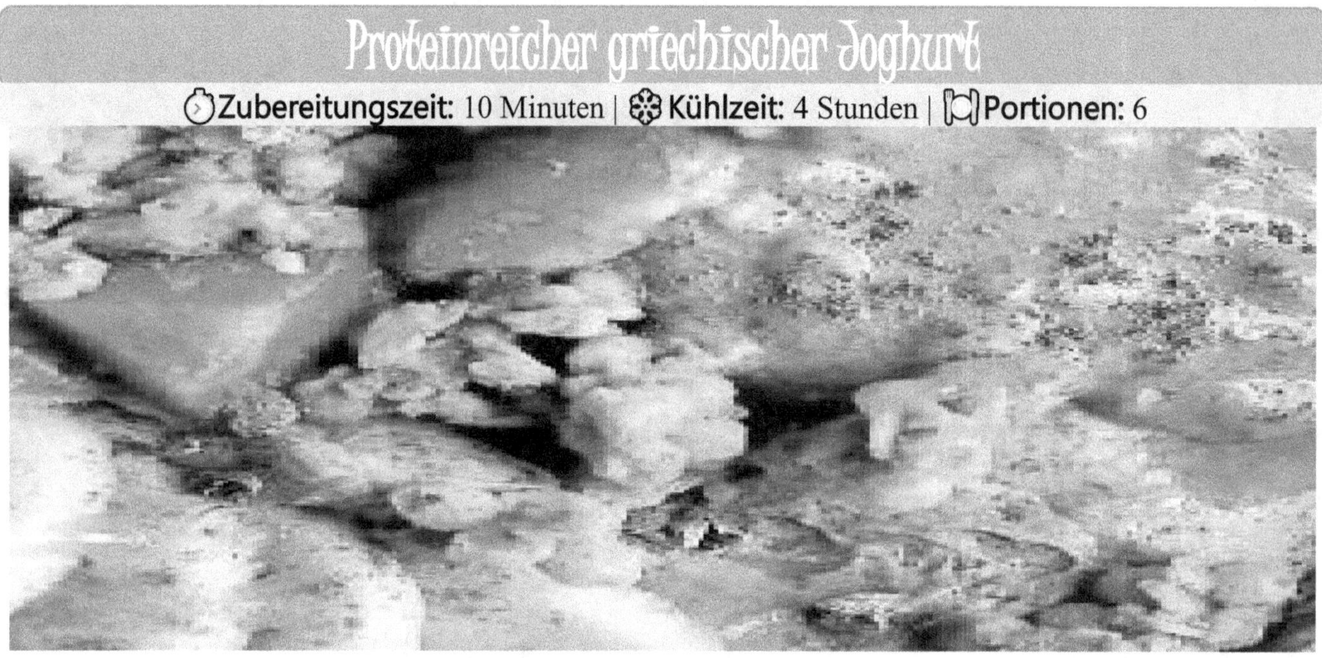

🛒 Zutaten:

- ❖ 2 Tassen griechischer Naturjoghurt
- ❖ 1 Tasse ungesüßte Mandelmilch (oder Milch nach Wahl)
- ❖ 1/2 Tasse Vanille-Molken-Proteinpulver
- ❖ 1/3 Tasse granuliertes Erythrit (oder Süßungsmittel nach Wahl)
- ❖ 1 Teelöffel Vanilleextrakt
- ❖ Prise Salz

📋 Anweisungen:

1. **Zutaten kombinieren** 🛒: In einer mittelgroßen Schüssel den griechischen Joghurt, die Mandelmilch, das Proteinpulver, das Erythrit, den Vanilleextrakt und das Salz glatt rühren.

2. **Kühlen**: Die Mischung in eine Schüssel geben, abdecken und mindestens 4 Stunden, am besten über Nacht, in den Kühlschrank stellen.

3. **Verarbeitung im Creami**: Nach dem Abkühlen die Mischung in die Ninja Crami-Gefrierschüssel gießen und gemäß den Anweisungen zum Einstellen des gefrorenen Joghurts verarbeiten.

4. **Servieren**: Den Frozen Yogurt in Schüsseln oder Waffeln füllen und genießen!

Nährwertangaben: Kalorien: 120 | Kohlenhydrate: 8g | Fett: 3g | Eiweiß: 15g

Zuckerfreier Schokoladengenuss

⏱ **Zubereitungszeit:** 15 Minuten | ❄ **Kühlzeit:** 4 Stunden | 🍽 **Portionen:** 6

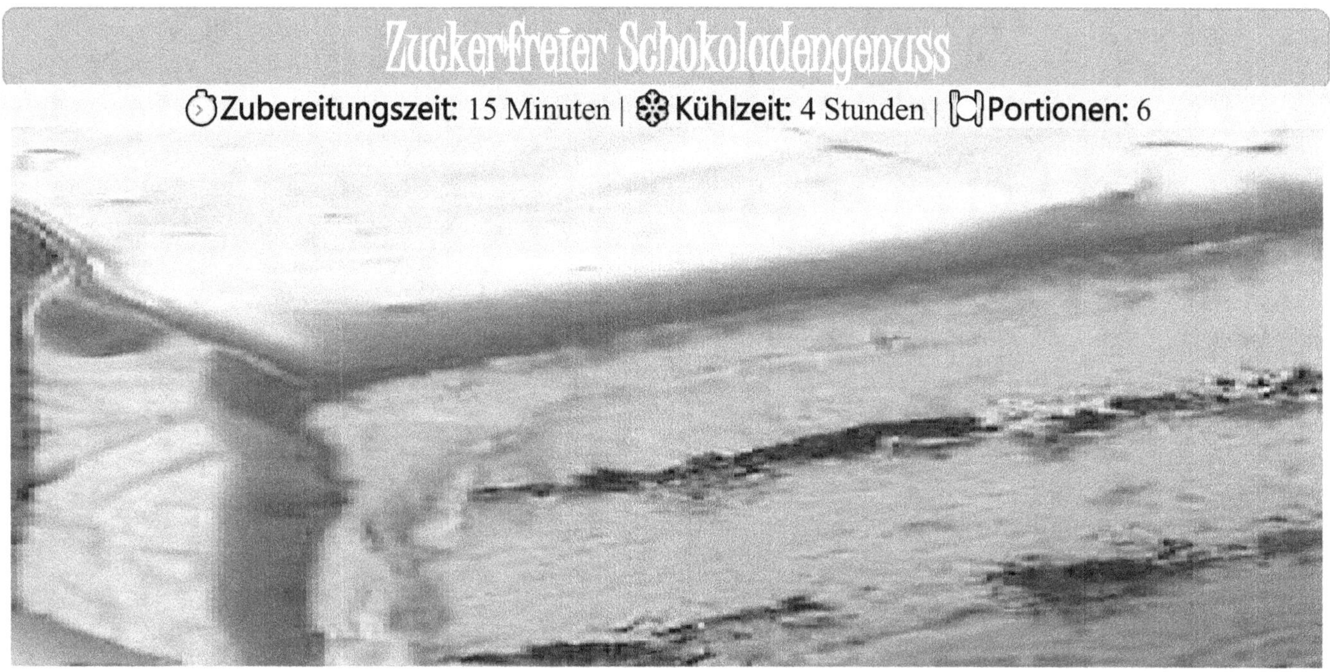

🛒 Zutaten:

- ❖ 2 Tassen ungesüßte Mandelmilch (oder Milch nach Wahl)
- ❖ 1 Tasse griechischer Joghurt
- ❖ 1/2 Tasse ungesüßtes Kakaopulver
- ❖ 1/3 Tasse granuliertes Erythrit (oder Süßungsmittel nach Wahl)
- ❖ 1 Teelöffel Vanilleextrakt
- ❖ Prise Salz

📋 Anweisungen:

1. **Zutaten für die Mischung:** In einem Mixer Mandelmilch, griechischen Joghurt, Kakaopulver, Erythrit, Vanilleextrakt und Salz vermischen. Pürieren, bis es glatt ist.

2. **Kühlen:** Die Mischung in eine Schüssel geben, abdecken und mindestens 4 Stunden, am besten über Nacht, in den Kühlschrank stellen.

3. **Verarbeitung im Creami:** Nach dem Abkühlen die Mischung in die Ninja Creami Gefrierschüssel geben und gemäß den Anweisungen zum Einhärten des Eises verarbeiten.

4. **Servieren:** Das Eis in Schüsseln oder Waffeln füllen und genießen!

Nährwertangaben: Kalorien: 110 | Kohlenhydrate: 10g | Fett: 5g | Eiweiß: 9g

Zitrus-Sonnensorbet

🕐 **Zubereitungszeit:** 15 Minuten | ❄ **Kühlzeit:** 4 Stunden | 🍽 **Portionen:** 6

🛒 Zutaten:

- ❖ 1 Tasse Orangensaft
- ❖ 1 Tasse Grapefruitsaft
- ❖ 1/2 Tasse Zitronensaft
- ❖ 1/3 Tasse granuliertes Erythrit (oder Süßungsmittel nach Wahl)
- ❖ 1 Teelöffel Orangenschale
- ❖ Prise Salz

📋 Anweisungen:

1. **Zutaten pürieren:** In einem Mixer Orangensaft, Grapefruitsaft, Zitronensaft, Erythrit, Orangenschale und Salz vermischen. Pürieren, bis es glatt ist.

2. **Kühlen:** Die Mischung in eine Schüssel geben, abdecken und mindestens 4 Stunden, am besten über Nacht, in den Kühlschrank stellen.

3. **Verarbeitung in der Creami:** Nach dem Abkühlen die Mischung in die Ninja Creami Gefrierschüssel geben und gemäß der Anleitung zum Einbinden des Sorbets verarbeiten.

4. **Servieren:** Das Sorbet in Schüsseln füllen und genießen!

Nährwertangaben: Kalorien: 50 | Kohlenhydrate: 12g | Fett: 0g | Eiweiß: 0g

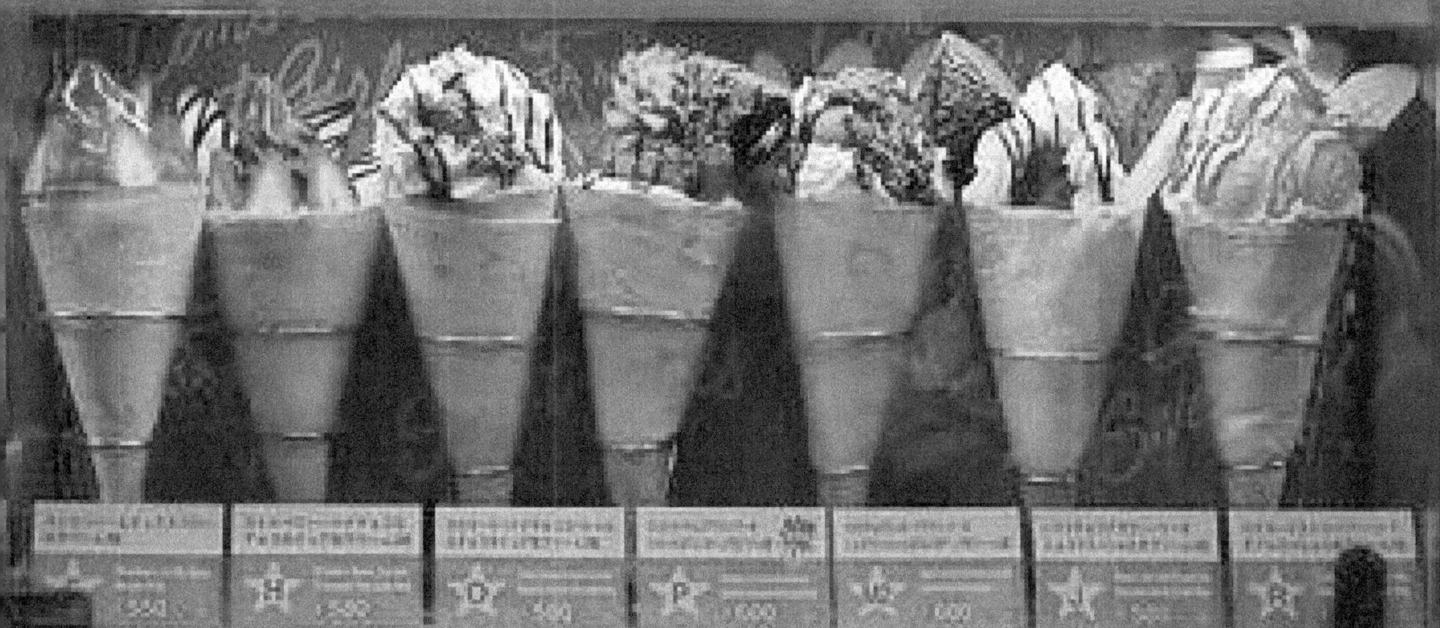
INTERNATIONALE INSPIRATIONEN

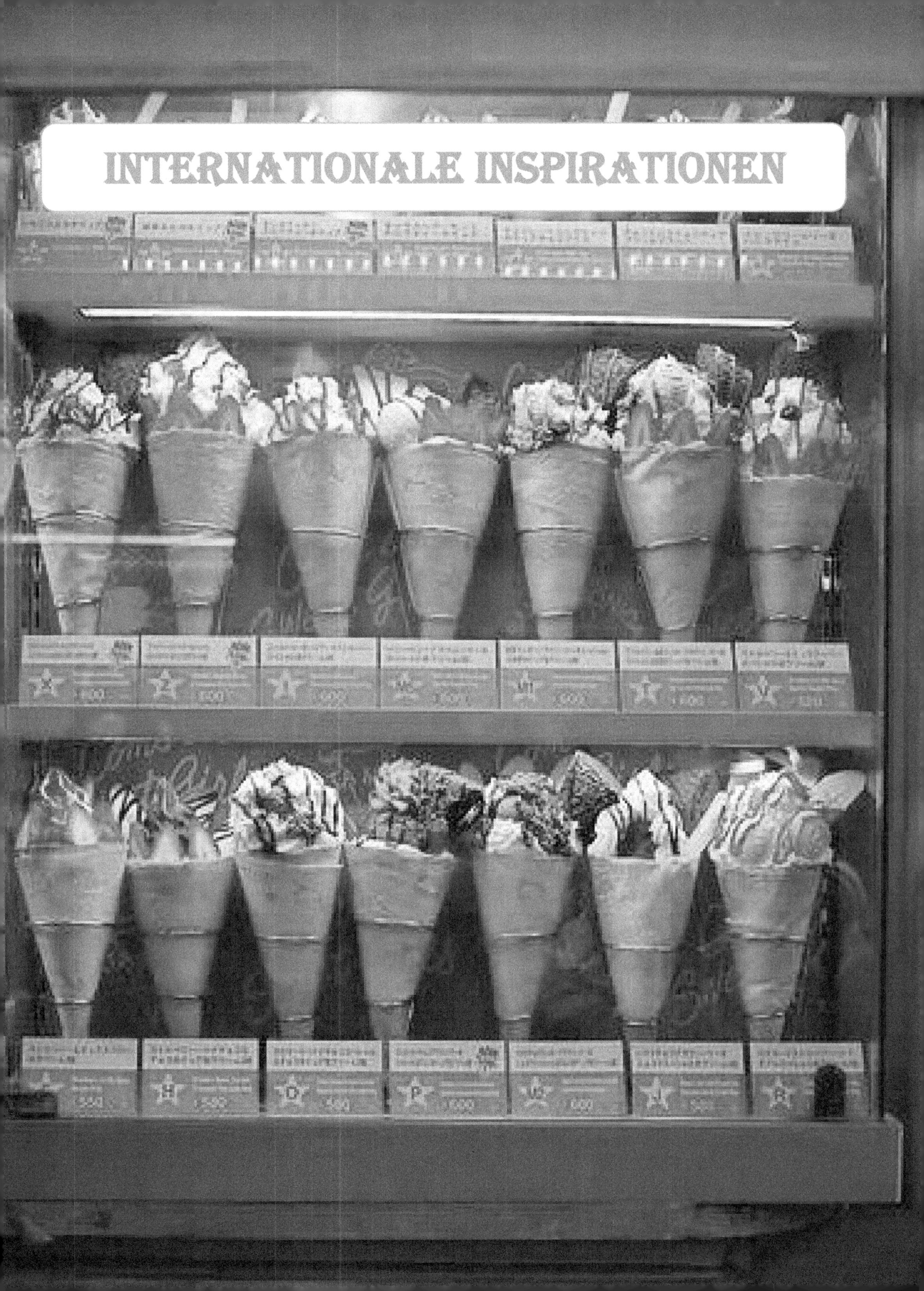

Mexikanisches Eis mit heißer Schokolade

⏲ **Zubereitungszeit:** 20 Minuten | ❄ **Kühlzeit:** 4 Stunden | 🍽 **Portionen:** 6

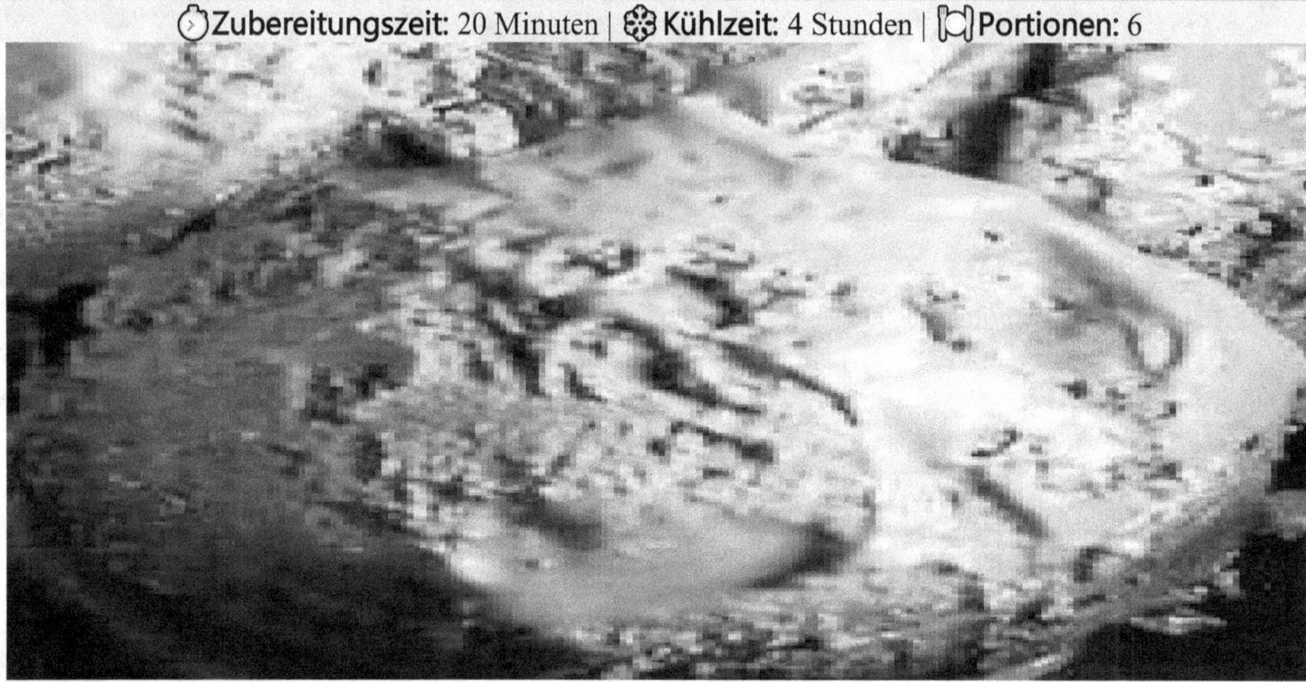

🛒 Zutaten:

- ❖ 2 Tassen Sahne
- ❖ 1 Tasse Vollmilch
- ❖ 3/4 Tasse Kristallzucker
- ❖ 1/2 Tasse ungesüßtes Kakaopulver
- ❖ 1 Teelöffel gemahlener Zimt
- ❖ 1/4 Teelöffel Cayennepfeffer (optional)
- ❖ 1 Teelöffel Vanilleextrakt
- ❖ Prise Salz

📋 Anweisungen:

1. **Die Mischung erhitzen**: In einem mittelgroßen Topf Sahne, Vollmilch, Zucker, Kakaopulver, Zimt, Cayennepfeffer (falls verwendet) und Salz vermischen. Bei mittlerer Hitze unter gelegentlichem Rühren erhitzen, bis sich der Zucker aufgelöst hat und die Mischung heiß, aber nicht kochend ist.
2. **Abkühlen lassen und Vanille hinzufügen**: Den Topf vom Herd nehmen und etwas abkühlen lassen. Den Vanilleextrakt unterrühren.
3. **Kühlen**: Die Mischung in eine Schüssel geben, abdecken und mindestens 4 Stunden, am besten über Nacht, in den Kühlschrank stellen.
4. **Verarbeitung im Creami**: Nach dem Abkühlen die Mischung in die Ninja Creami Gefrierschüssel geben und gemäß den Anweisungen zum Einhärten des Eises verarbeiten.
5. **Servieren**: Das Eis in Schüsseln oder Waffeln füllen und genießen!

Nährwertangaben: Kalorien: 250 | Kohlenhydrate: 28g | Fett: 15g | Eiweiß: 4g

Thailändisches Kokos-Limetten-Sorbet

⏱ **Zubereitungszeit:** 15 Minuten | ❄ **Kühlzeit:** 4 Stunden | 🍽 **Portionen:** 6

Zutaten:

- ❖ 2 Tassen Kokosmilch
- ❖ 1/2 Tasse Kristallzucker
- ❖ 1/4 Tasse Limettensaft
- ❖ 1 EL Limettenschale
- ❖ 1/4 Tasse Kokoswasser
- ❖ Prise Salz

Anweisungen:

1. **Den Sirup zubereiten:** In einem kleinen Topf Kokosmilch, Zucker, Limettensaft, Limettenschale, Kokoswasser und Salz vermischen. Bei mittlerer Hitze unter gelegentlichem Rühren erhitzen, bis sich der Zucker vollständig aufgelöst hat. Vom Herd nehmen und abkühlen lassen.
2. **Kühlen:** Die Mischung in eine Schüssel geben, abdecken und mindestens 4 Stunden, am besten über Nacht, in den Kühlschrank stellen.
3. **Verarbeitung in der Creami:** Nach dem Abkühlen die Mischung in die Ninja Creami Gefrierschüssel geben und gemäß der Anleitung zum Einbinden des Sorbets verarbeiten.
4. **Servieren:** Das Sorbet in Schüsseln füllen und genießen!

Nährwertangaben: Kalorien: 130 | Kohlenhydrate: 22g | Fett: 5g | Eiweiß: 1g

Französisches Lavendel-Honig-Eis

Zubereitungszeit: 20 Minuten | **Kühlzeit:** 4 Stunden | **Portionen:** 6

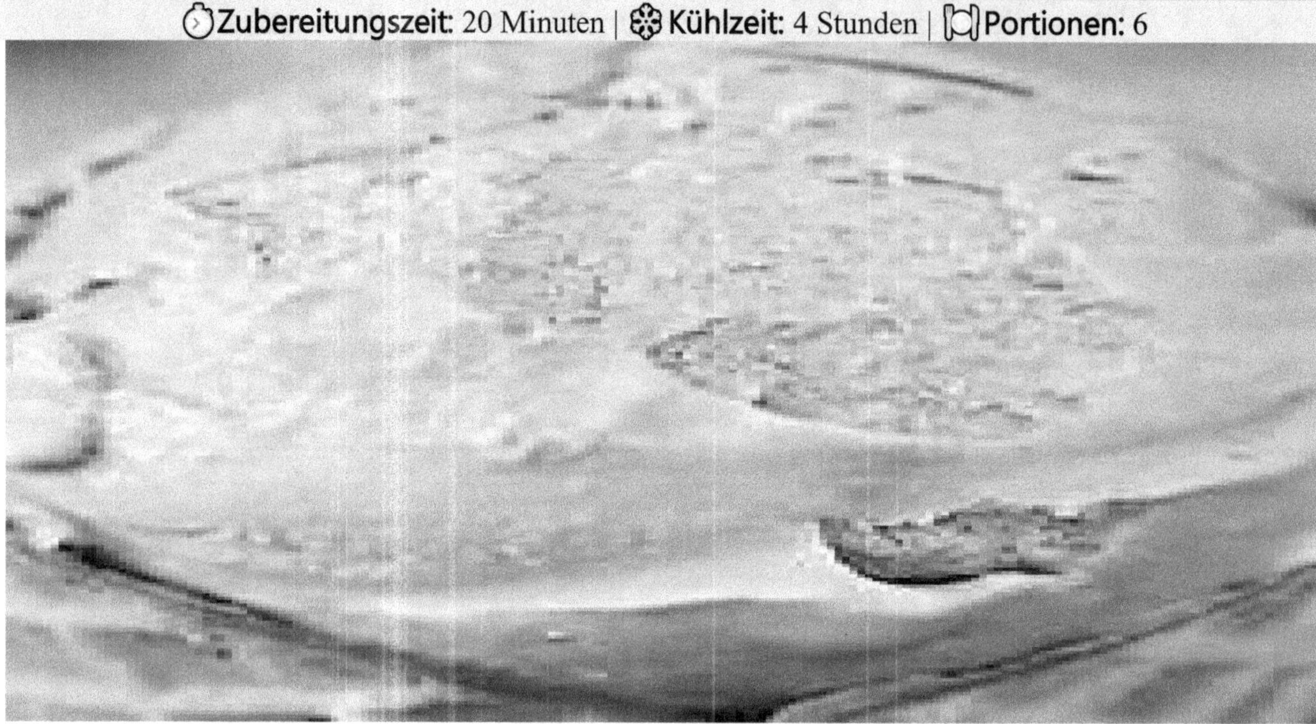

Zutaten:

- ❖ 2 Tassen Sahne
- ❖ 1 Tasse Vollmilch
- ❖ 3/4 Tasse Kristallzucker
- ❖ 1/4 Tasse Honig
- ❖ 2 Esslöffel getrockneter kulinarischer Lavendel
- ❖ 1 Teelöffel Vanilleextrakt
- ❖ Prise Salz

Anweisungen:

1. **Lavendel aufgießen**: In einem mittelgroßen Topf Sahne, Vollmilch, Zucker, Honig und Lavendel vermischen. Bei mittlerer Hitze unter gelegentlichem Rühren erhitzen, bis sich der Zucker aufgelöst hat und die Mischung heiß, aber nicht kochend ist. Vom Herd nehmen und 30 Minuten ziehen lassen.
2. **Abseihen und abkühlen** lassen: Die Mischung abseihen, um den Lavendel zu entfernen. Etwas abkühlen lassen und den Vanilleextrakt unterrühren.
3. **Kühlen**: Die Mischung in eine Schüssel geben, abdecken und mindestens 4 Stunden, am besten über Nacht, in den Kühlschrank stellen.
4. **Verarbeitung im Creami**: Nach dem Abkühlen die Mischung in die Ninja Creami Gefrierschüssel geben und gemäß den Anweisungen zum Einhärten des Eises verarbeiten.
5. **Servieren**: Das Eis in Schüsseln oder Waffeln füllen und genießen!

Nährwertangaben: Kalorien: 270 | Kohlenhydrate: 34g | Fett: 15g | Eiweiß: 3g

Japanisches Matcha-Eis

🕐 **Zubereitungszeit:** 15 Minuten | ❄️ **Kühlzeit:** 4 Stunden | 🍽️ **Portionen:** 6

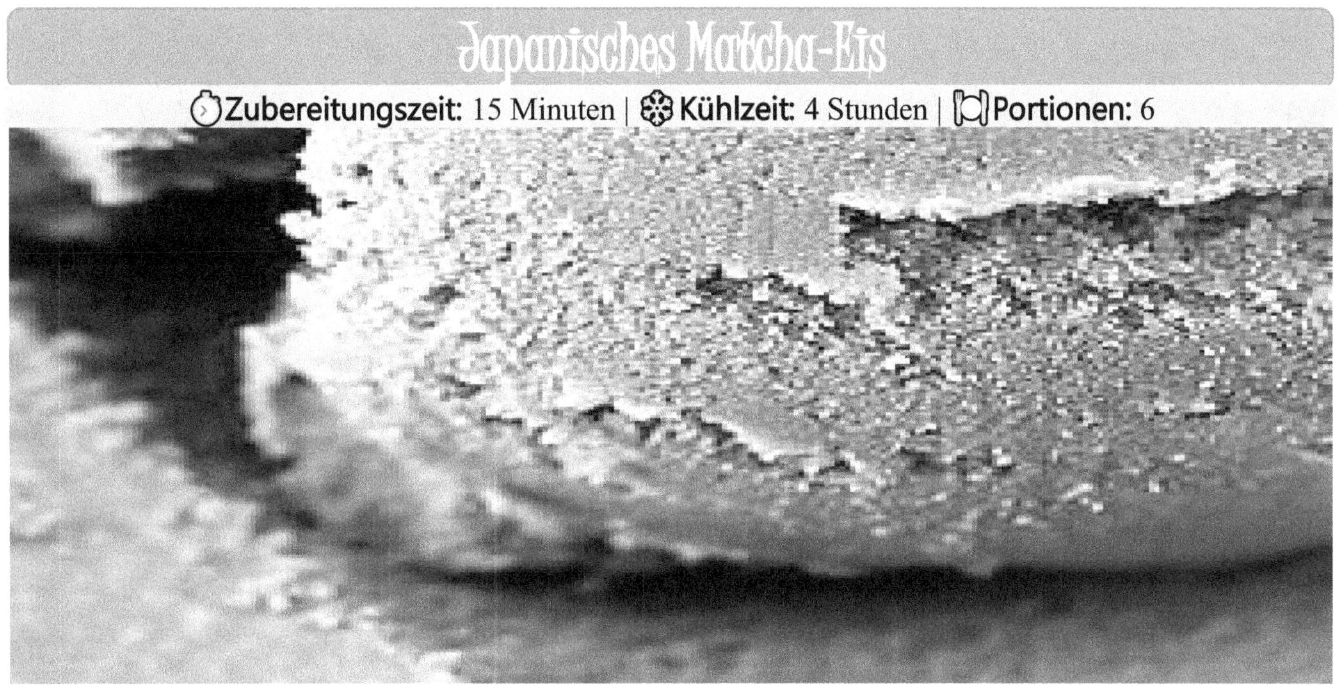

🛒 Zutaten:

- ❖ 2 Tassen Sahne
- ❖ 1 Tasse Vollmilch
- ❖ 3/4 Tasse Kristallzucker
- ❖ 2 Esslöffel Matcha-Grüntee-Pulver
- ❖ 1 Teelöffel Vanilleextrakt
- ❖ Prise Salz

📋 Anweisungen:

1. **Zutaten pürieren** 🥄: In einer mittelgroßen Schüssel die Sahne, die Vollmilch, den Zucker, das Matcha-Pulver, den Vanilleextrakt und das Salz glatt rühren und der Zucker vollständig aufgelöst ist.

2. **Kühlen**: Die Mischung in eine Schüssel geben, abdecken und mindestens 4 Stunden, am besten über Nacht, in den Kühlschrank stellen.

3. **Verarbeitung im Creami**: Nach dem Abkühlen die Mischung in die Ninja Creami Gefrierschüssel geben und gemäß den Anweisungen zum Einhärten des Eises verarbeiten.

4. **Servieren**: Das Eis in Schüsseln oder Waffeln füllen und genießen!

Italienisches Tiramisu Gelato

⏱ **Zubereitungszeit:** 25 Minuten | ❄ **Kühlzeit:** 4 Stunden | 🍽 **Portionen:** 6

🛒 Zutaten:

- ❖ 2 Tassen Vollmilch
- ❖ 1 Tasse Sahne
- ❖ 3/4 Tasse Kristallzucker
- ❖ 5 große Eigelb
- ❖ 1/2 Tasse Mascarpone-Käse
- ❖ 2 Esslöffel Instant-Espressopulver
- ❖ 2 Esslöffel Kaffeelikör (optional)
- ❖ 1 Teelöffel Vanilleextrakt
- ❖ Prise Salz

📋 Anweisungen:

1. **Milch und Sahne erhitzen**: In einem mittelgroßen Topf die Vollmilch, die Sahne und die Hälfte des Zuckers vermischen. Bei mittlerer Hitze erhitzen, bis die Mischung heiß, aber nicht kochend ist.
2. **Eigelb und Zucker verquirlen**: In einer separaten Schüssel das Eigelb, den restlichen Zucker und das Salz verquirlen, bis die Mischung hell und dickflüssig ist.
3. **Eier temperieren**: Die heiße Milchmischung nach und nach in die Eigelbmasse gießen und dabei ständig verquirlen, damit die Eier nicht gerinnen.
4. **Den Pudding kochen**: Die Mischung wieder in den Topf geben und bei schwacher Hitze unter ständigem Rühren kochen, bis sie so dick ist, dass sie die Rückseite eines Löffels bedeckt. Nicht kochen lassen.
5. **Mascarpone und Aromen hinzufügen**: Vom Herd nehmen und Mascarpone-Käse, Espressopulver, Kaffeelikör (falls verwendet) und Vanilleextrakt einrühren. Etwas abkühlen lassen.
6. **Kühlen**: Den Pudding in eine Schüssel geben, abdecken und mindestens 4 Stunden kühl stellen, am besten über Nacht.
7. **In der Creami verarbeiten**: Nach dem Abkühlen die Mischung in die Ninja Crami-Gefrierschüssel geben und gemäß den Anweisungen zum Einhärten des Eises verarbeiten.
8. **Servieren**: Das Eis in Schüsseln oder Waffeln füllen und genießen!

TOPPINGS UND MIX-INS

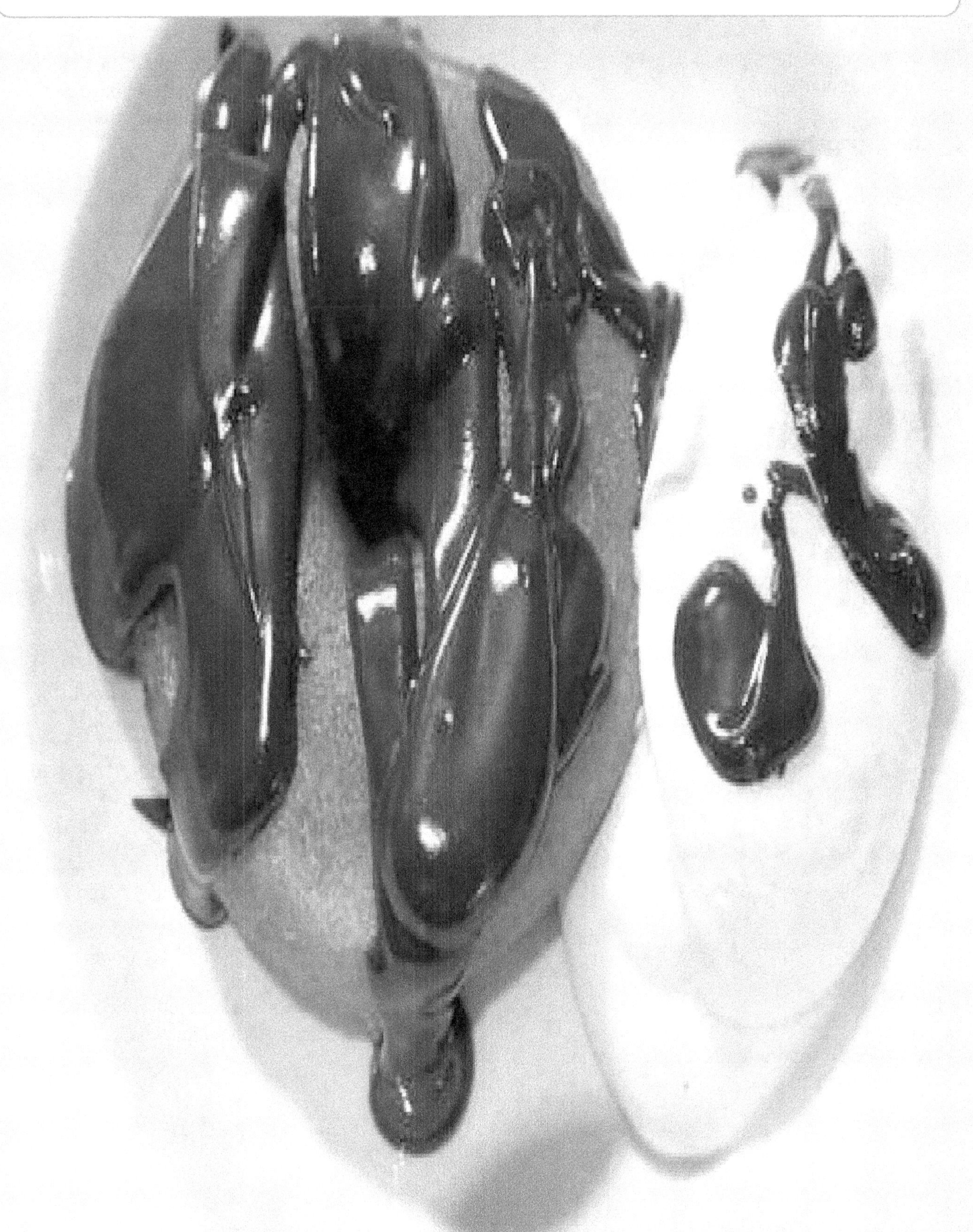

Klassische Toppings: Streusel, Nüsse und Saucen

Streusel

🛒 **Zutaten:**

- ❖ Verschiedene Streusel (Regenbogen, Schokolade usw.)

📋 **Anweisungen:**

1. **Zubereitung**: Halten Sie einfach eine Auswahl an Streuseln bereit, die Sie zu Ihrem Eis hinzufügen können.
2. **Servieren**: Streuen Sie vor dem Servieren auf Ihr Eis für eine lustige und farbenfrohe Ergänzung.

Nährwertangaben: Kalorien: 20 (pro Esslöffel) | Kohlenhydrate: 5g | Fett: 0g | Eiweiß: 0g

Nüsse

🛒 **Zutaten:**

- ❖ 1 Tasse gehackte Nüsse (Mandeln, Erdnüsse, Walnüsse usw.)

📋 **Anweisungen:**

1. **Zubereitung**: Die Nüsse in kleine Stücke schneiden.
2. **Servieren**: Streuen Sie es auf Ihr Eis oder mischen Sie es in der letzten Phase des Rührens unter, um es knusprig und würzig zu machen.

Nährwertangaben: Kalorien: 50 (pro Esslöffel) | Kohlenhydrate: 2g | Fett: 4g | Eiweiß: 2g

Saucen

🛒 **Zutaten:**

- ❖ Schokoladensoße
- ❖ Karamell-Soße
- ❖ Erdbeersoße

📋 **Anweisungen:**

1. **Zubereitung**: Die Saucen bei Bedarf leicht erwärmen.
2. **Servieren**: Beträufeln Sie Ihr Eis für zusätzliche Süße und Geschmack.

Nährwertangaben: Kalorien: 60 (pro Esslöffel) | Kohlenhydrate: 15g | Fett: 0g | Eiweiß: 0g

Gourmet-Ergänzungen: kandierte Früchte, Schokoladenstückchen und Keksstücke

Kandierte Früchte

🛒 **Zutaten:**

- ❖ 1 Tasse kandierte Früchte (Kirschen, Ananas usw.)

📋 **Anweisungen:**

1. **Zubereitung**: Die kandierten Früchte in kleine Stücke schneiden.

2. **Servieren**: In der letzten Phase des Rührens in das Eis mischen oder vor dem Servieren darüber streuen.

Nährwertangaben: Kalorien: 80 (pro Esslöffel) | Kohlenhydrate: 20g | Fett: 0g | Eiweiß: 0g

Schokoladenstückchen

🛒 **Zutaten:**

- ❖ 1 Tasse Schokoladenstückchen (dunkle, Milch- oder weiße Schokolade)

📋 **Anweisungen:**

1. **Zubereitung**: Die Schokolade in kleine Stücke schneiden.
2. **Servieren**: In der letzten Phase des Rührens in das Eis mischen oder vor dem Servieren darüber streuen.

Nährwertangaben: Kalorien: 70 (pro Esslöffel) | Kohlenhydrate: 10g | Fett: 4g | Eiweiß: 1g

Keksstücke

🛒 **Zutaten:**

1. 1 Tasse zerkleinerte Kekse (Schokoladenstückchen, Oreo usw.)

📋 **Anweisungen:**

1. **Zubereitung**: Die Kekse in kleine Stücke zerdrücken.
2. **Servieren**: In der letzten Phase des Rührens in das Eis mischen oder vor dem Servieren darüber streuen.

Nährwertangaben: Kalorien: 60 (pro Esslöffel) | Kohlenhydrate: 9g | Fett: 2g | Eiweiß: 1g

Hausgemachte Saucen: Hot Fudge, Karamell und Fruchtkompott

Scharfe Fudge-Soße

🛒 **Zutaten:**

- ❖ 1 Tasse Sahne
- ❖ 1/2 Tasse Kristallzucker
- ❖ 1/2 Tasse ungesüßtes Kakaopulver
- ❖ 1/2 Tasse dunkle Schokolade, gehackt
- ❖ 1 EL Butter
- ❖ 1 Teelöffel Vanilleextrakt
- ❖ Prise Salz

📋 **Anweisungen:**

1. **Sahne erhitzen**: In einem mittelgroßen Topf die Sahne, den Zucker und das Kakaopulver vermischen. Bei mittlerer Hitze unter gelegentlichem Rühren erhitzen, bis die Mischung zu köcheln beginnt.
2. **Schokolade und Butter hinzufügen**: Vom Herd nehmen und die dunkle Schokolade und die Butter unterrühren, bis sie geschmolzen und glatt sind.
3. **Vanille und Salz hinzufügen**: Vanilleextrakt und Salz unterrühren.
4. **Servieren**: Warm über das Eis träufeln.

Nährwertangaben: Kalorien: 150 (pro Esslöffel) | Kohlenhydrate: 18g | Fett: 9g | Eiweiß: 1g

Karamell-Soße

🛒 **Zutaten:**

- ❖ 1 Tasse Kristallzucker
- ❖ 1/2 Tasse Sahne
- ❖ 4 EL Butter
- ❖ 1 Teelöffel Vanilleextrakt
- ❖ Prise Salz

📋 **Anweisungen:**

1. **Zucker schmelzen**: In einem mittelgroßen Topf bei mittlerer Hitze den Zucker unter

ständigem Rühren schmelzen, bis er goldbraun wird.

2. **Butter und Sahne hinzufügen**: Die Butter und dann die Sahne vorsichtig unterrühren (die Mischung wird aufgehen).
3. **Vanille und Salz hinzufügen**: Vom Herd nehmen und den Vanilleextrakt und das Salz unterrühren.
4. **Servieren**: Warm über das Eis träufeln.

Nährwertangaben: Kalorien: 120 (pro Esslöffel) | Kohlenhydrate: 15g | Fett: 6g | Eiweiß: 0g

Fruchtkompott

🛒 Zutaten:

- ❖ 2 Tassen frische oder gefrorene Beeren (Erdbeeren, Heidelbeeren, Himbeeren)
- ❖ 1/4 Tasse Kristallzucker
- ❖ 1 EL Zitronensaft

📋 Anweisungen:

1. **Beeren kochen**: In einem mittelgroßen Topf die Beeren, den Zucker und den Zitronensaft vermischen. Bei mittlerer Hitze unter gelegentlichem Rühren kochen, bis die Beeren zerfallen und die Mischung eindickt, ca. 10-15 Minuten.
2. **Abkühlen**: Vom Herd nehmen und abkühlen lassen.
3. **Servieren**: Mit dem Löffel über das Eis geben.

Nährwertangaben: Kalorien: 40 (pro Esslöffel) | Kohlenhydrate: 10g | Fett: 0g | Eiweiß: 0g

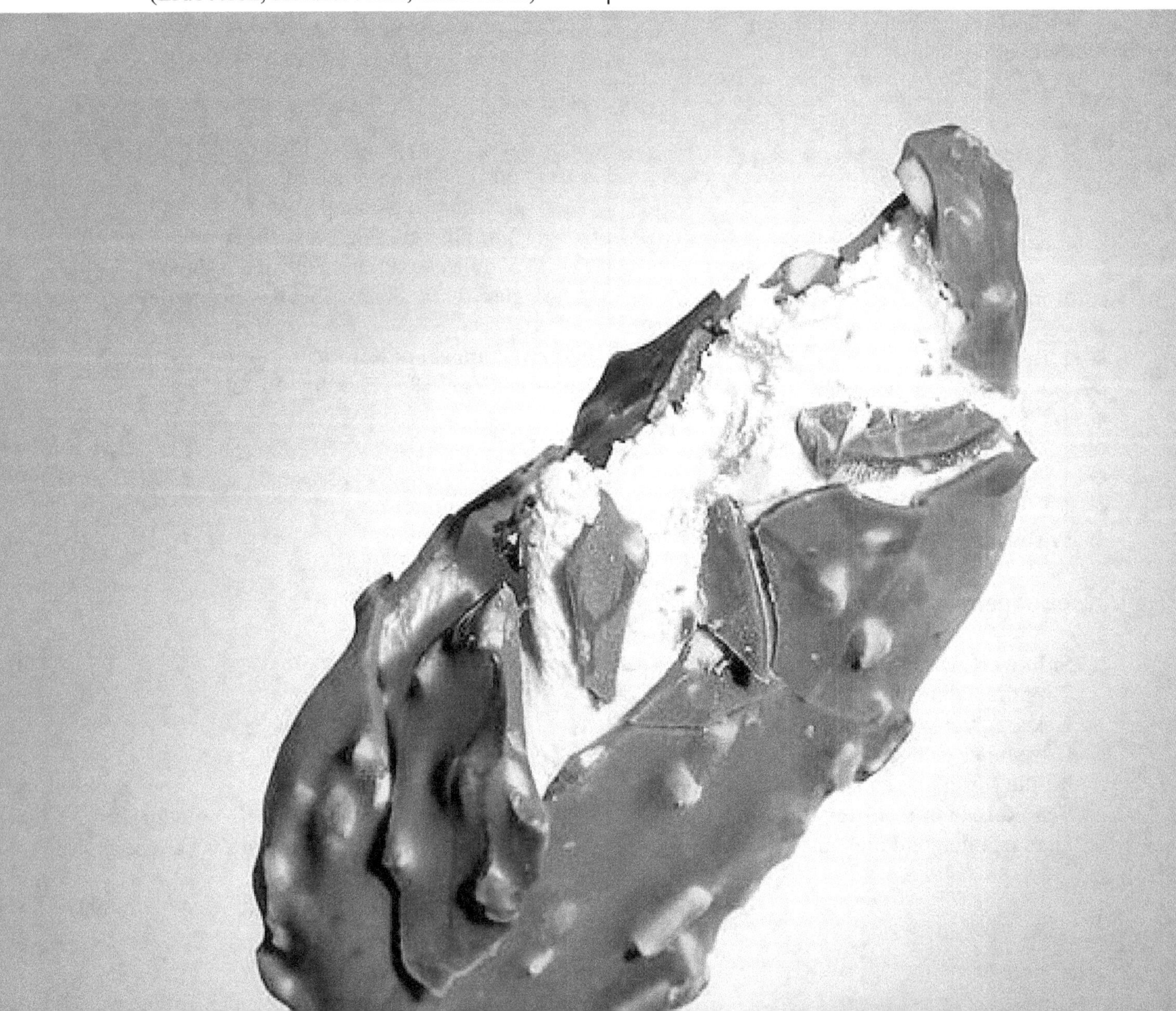

SCHLUSSFOLGERUNG

Herzlichen Glückwunsch zum Ende des Buches! Sie sind auf dem besten Weg, ein Gourmet-Ninja für die Zubereitung von Desserts zu werden. Der Ninja Creami Deluxe ist eine phänomenale Maschine, die Ihre Dessertzubereitung erheblich verbessern kann. In diesem Buch haben Sie unzählige tolle Rezepte gefunden, die zu jedem Anlass passen. Im Handumdrehen sind Sie ein Dessert-Profi. Denken Sie daran, die Waffel und den Belag im Voraus vorzubereiten, damit Sie Ihre schönen Kreationen leicht toppen können.

Zusammenfassend lässt sich sagen, dass der Ninja Creami Deluxe mit Abstand einer der besten Küchengerätekäufe ist, die Sie je getätigt haben. Sie ist nicht nur eine gewöhnliche Eismaschine – sie macht warme und kalte Desserts, leckere Smoothie-Bowls und vieles mehr! Dieses Buch hat Sie mit einer Vielzahl von Rezepten für verschiedene Anlässe ausgestattet, sodass Sie lernen, während Sie den Prozess genießen. Die Prozesse sind einfach, die Endergebnisse sind verlockend und die Schritte sind einfach. Nachdem nun die wesentlichen Fähigkeiten und Kenntnisse vermittelt wurden, ist es an der Zeit, das Gelernte in die Praxis umzusetzen! Viel Spaß und vergessen Sie nicht, Ihre Freunde und Familie einzuladen, um Ihre hausgemachten Desserts zu genießen! Viel Spaß beim Gastgeben!

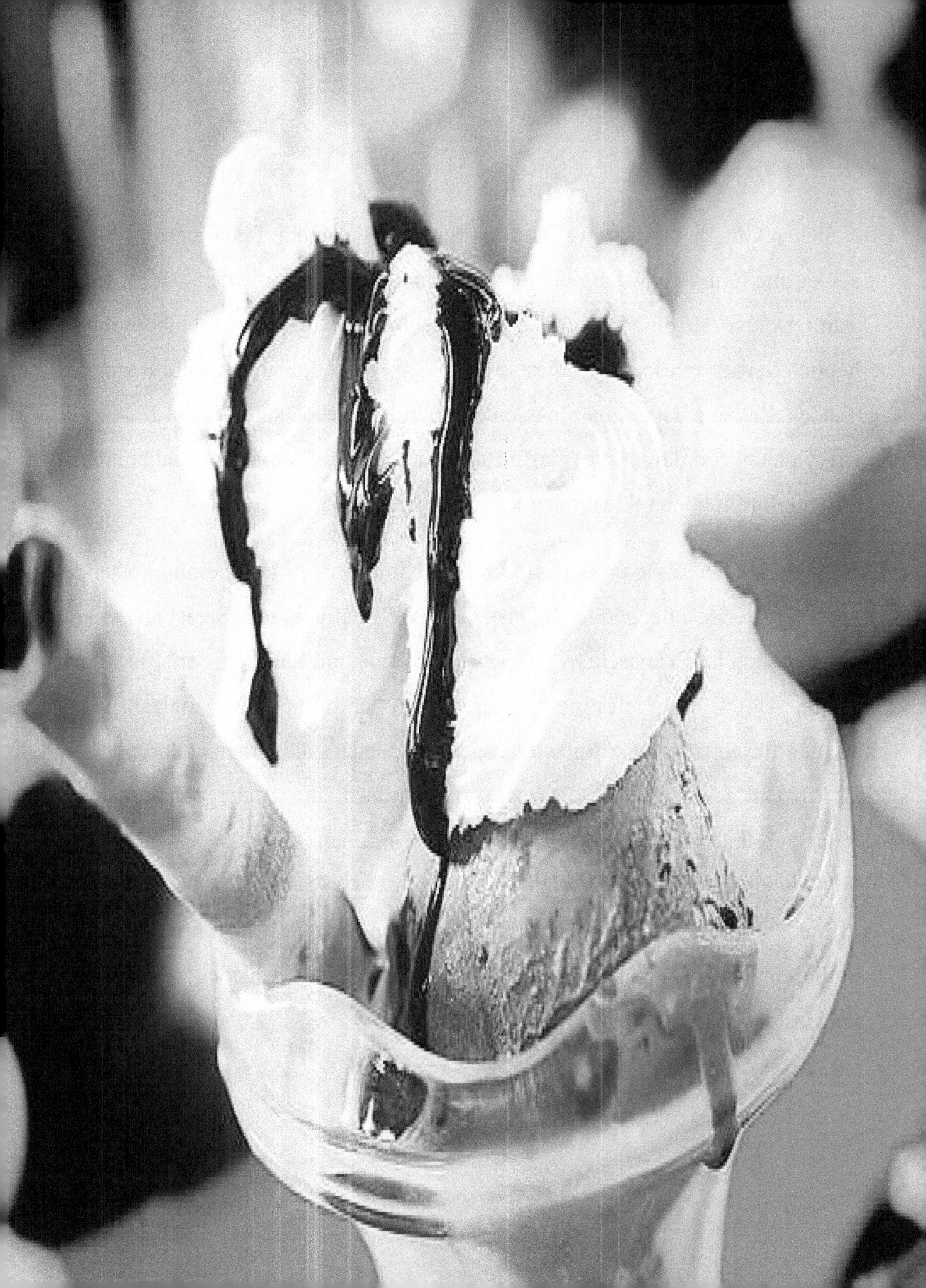

ANHÄNGE

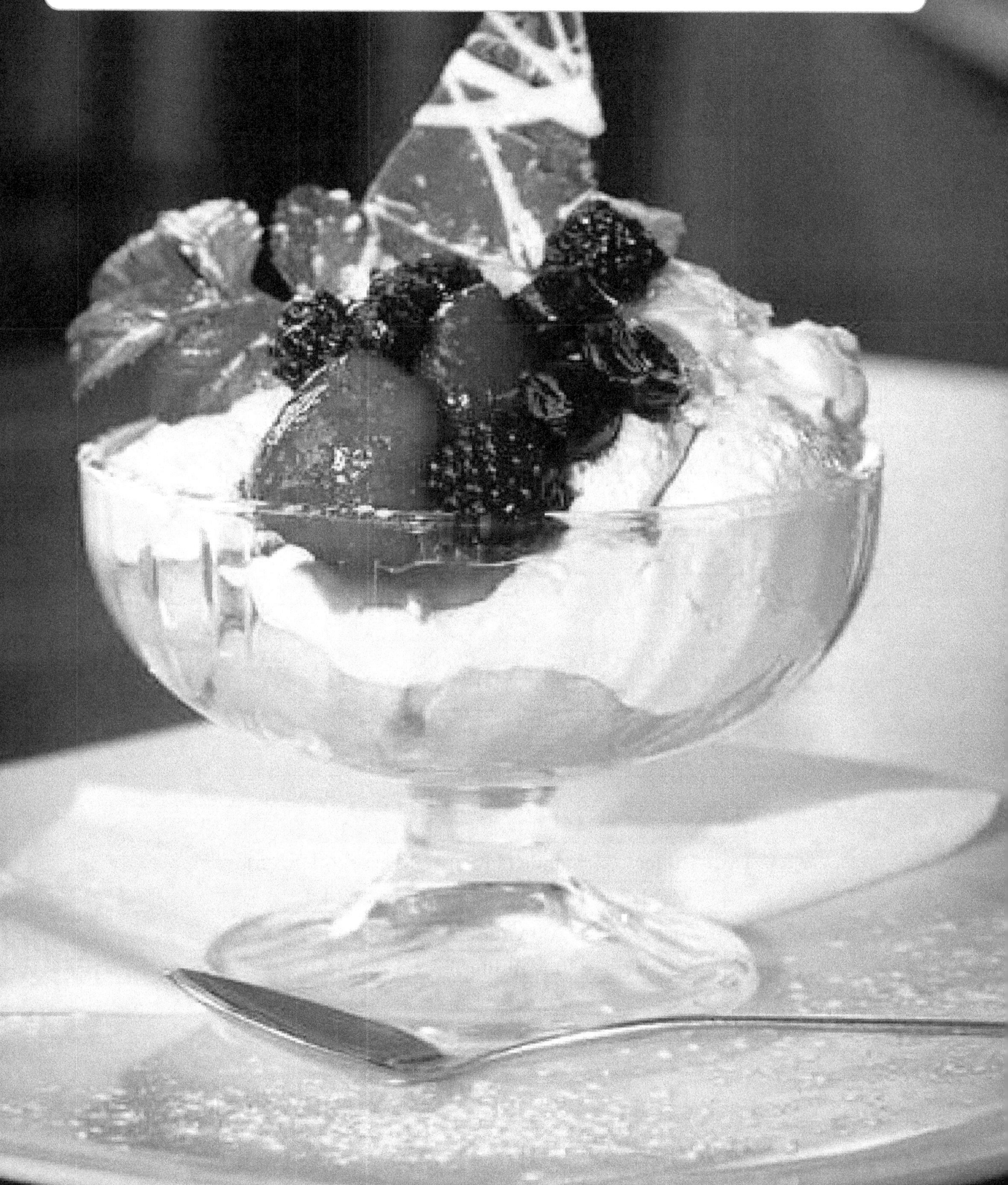

Maßumrechnungsdiagramme

Genaue Messungen sind für die Zubereitung der perfekten gefrorenen Desserts unerlässlich. Hier sind einige nützliche Umrechnungstabellen, die Ihnen helfen können, zwischen verschiedenen Maßeinheiten zu wechseln.

Volumen-Umrechnungen

Metrik	US-üblich
1 Milliliter (ml)	0,034 flüssige Unzen (fl oz)
100 Milliliter (ml)	3,4 Flüssigunzen (fl oz)
240 Milliliter (ml)	1 Tasse (C)
500 Milliliter (ml)	2 Tassen (C) oder 1 Pint (PT)
1 Liter (L)	4,2 Tassen (C) oder 1 Quart (Qt)

Umrechnungen von Gewichten

Metrik	US-üblich
1 Gramm (g)	0,035 Unzen (Unzen)
100 Gramm (g)	3,5 Unzen (Unzen)
500 Gramm (g)	17,6 Unzen (oz) oder 1,1 Pfund (lb)
1 Kilogramm (kg)	35,3 Unzen (oz) oder 2,2 Pfund (lb)

Temperaturumrechnungen

Celsius (°C)	Fahrenheit (°F)
-18°C	0°F
0°C	32°F
100°C	212 °F

Häufige Umrechnungen von Inhaltsstoffen

Bestandteil	Metrik	US-üblich
Butter	1 Stange (115g)	1/2 Tasse (4 Unzen)
Mehl	ca. 125 Gramm	1 Tasse (4,4 oz)
Zucker	ca. 200 Gramm	1 Tasse (7,1 oz)
Milch	240 Milliliter	1 Tasse (8 fl oz)

Leitfaden zur Fehlerbehebung

Selbst mit den besten Rezepten läuft es manchmal nicht so wie geplant. Hier sind einige häufige Probleme und wie Sie sie beheben können:

Problem: Das Eis ist zu eisig oder körnig.

1. **Lösung**: Stellen Sie sicher, dass Ihre Mischung vor der Verarbeitung gut gekühlt ist. Mischen Sie die Zutaten gründlich, um eisige Texturen zu vermeiden. Die Zugabe einer kleinen Menge Alkohol oder Maissirup kann helfen, die Cremigkeit zu verbessern.

Problem: Eis ist zu weich oder gefriert nicht richtig.

2. **Lösung**: Stellen Sie sicher, dass Ihre Gefrierschüsseln ausreichend vorgefroren sind (mindestens 24 Stunden). Überprüfen Sie, ob Ihr Gefrierschrank auf die richtige Temperatur (-18 °C oder 0 °F) eingestellt ist. Vermeiden Sie eine Überlastung der Maschine mit Mix-Ins.

Problem: Eis ist zu hart.

3. **Lösung**: Lassen Sie das Eis vor dem Servieren einige Minuten bei Raumtemperatur ziehen. Verwenden Sie die Re-Spin-Funktion, um die Textur bei Bedarf weicher zu machen.

Problem: Die Maschine hört während des Prozesses auf zu arbeiten.

4. **Lösung**: Überprüfen Sie, ob Verstopfungen oder Hindernisse vorhanden sind. Stellen Sie sicher, dass der Deckel sicher verriegelt ist. Wenn das Problem weiterhin besteht, trennen Sie das Gerät vom Stromnetz, warten Sie einige Minuten, und starten Sie es dann neu.

Problem: Ungleichmäßige Textur mit Chunks.

5. **Lösung**: Stellen Sie sicher, dass alle Zutaten vor dem Einfrieren glatt gemischt werden. Vermeiden Sie es, große Stücke von Zutaten hinzuzufügen. Nutzen Sie die Mix-Ins-Funktion entsprechend.

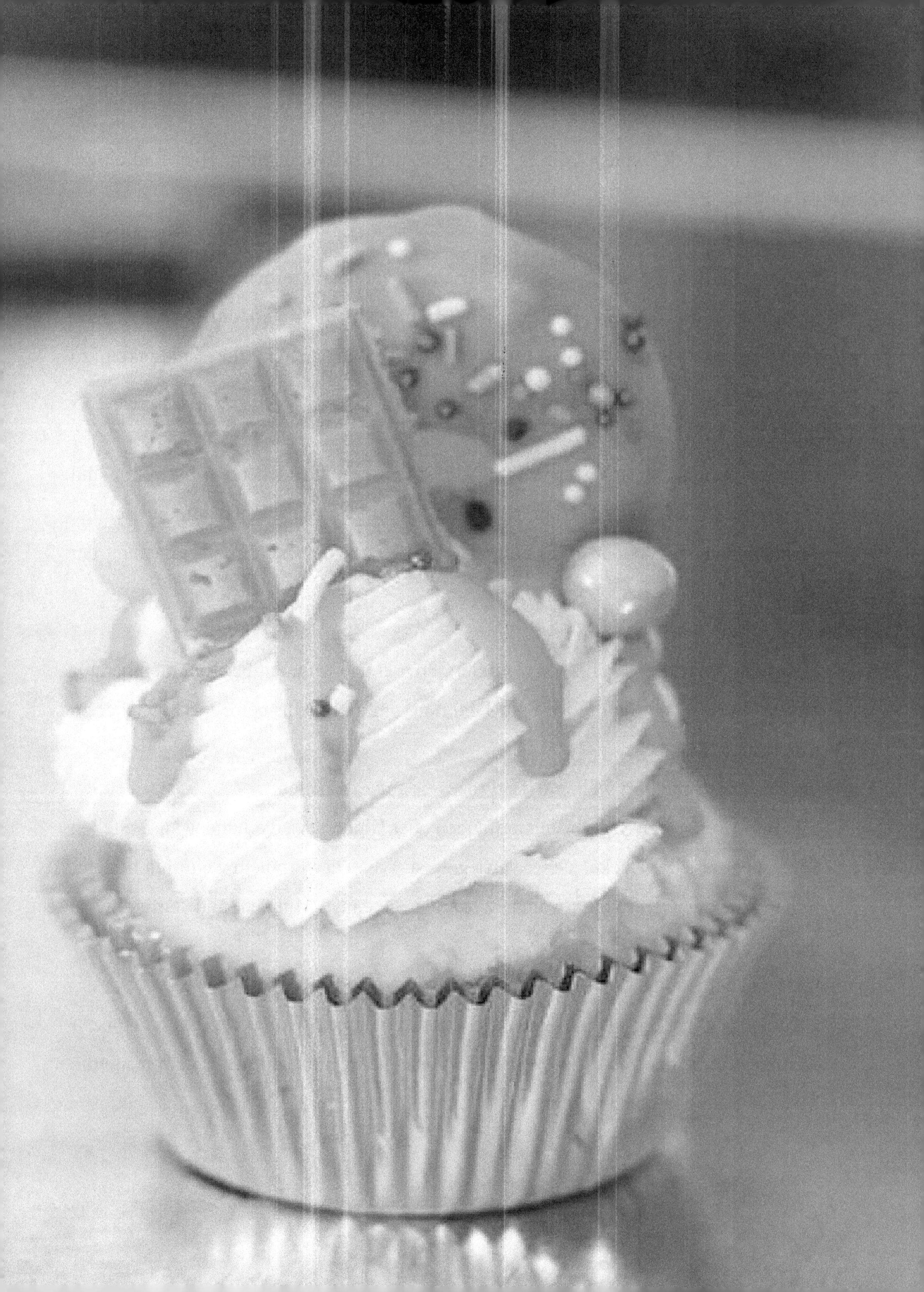

INDEX DER REZEPTE

WIR SCHÄTZEN IHR FEEDBACK!

Vielen Dank, dass Sie dieses Buch als Leitfaden für den Umgang mit hohen Triglyceriden durch Änderungen der Ernährung und des Lebensstils ausgewählt haben. Ihr Weg zu einer besseren Gesundheit ist uns wichtig, und wir hoffen, dass dieses Buch Ihnen wertvolle Einblicke und praktische Tipps gegeben hat.

Wenn Sie dieses Buch hilfreich oder angenehm fanden, würden wir uns sehr freuen, wenn Sie sich einen Moment Zeit nehmen könnten, um Ihre Gedanken mitzuteilen. Eine kurze Rezension auf Amazon, zusammen mit einem Foto des Covers oder einer Lieblingsrubrik, würde uns helfen, mehr Menschen zu erreichen, die nach Orientierung zu diesem wichtigen Thema suchen.

Ihr Feedback ist uns sehr wichtig, und wir lesen jede Bewertung sorgfältig durch. Um eine Rezension abzugeben, besuchen Sie einfach die Seite des Buches bei Amazon, scrollen Sie nach unten zum **Abschnitt "Kundenrezensionen"** und klicken Sie auf **"Kundenrezension schreiben"."**

Vielen Dank für Ihre Unterstützung und dafür, dass Sie Teil unserer Community sind, die sich der Gesundheit und dem Wohlbefinden verschrieben hat!

Herzliche Grüße,

Cheryl C. Smith.

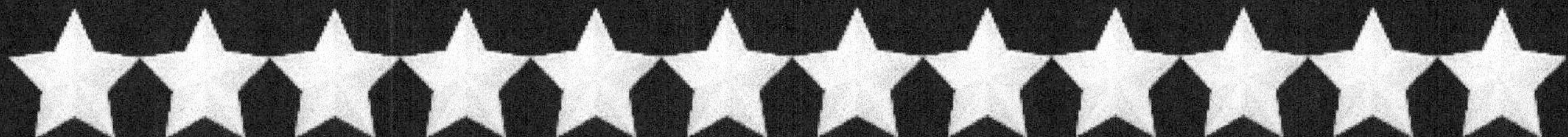

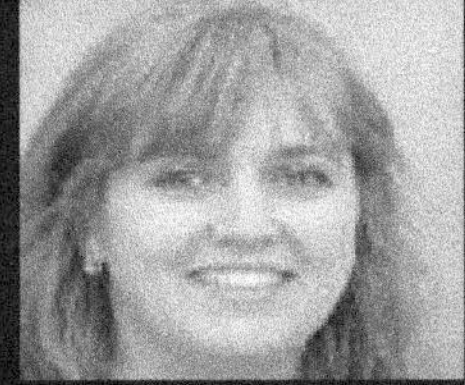
Dr. Cheryl C. Smith ist eine angesehene Medizinerin und Ernährungsexpertin, die ihr Leben der Aufgabe gewidmet hat, Menschen durch die Kraft der Nahrung zu einem gesünderen und glücklicheren Leben zu befähigen. Cheryls Weg begann als persönlicher Sieg über ihre eigenen gesundheitlichen Probleme in ihren frühen Jahren. Sie hat eine tiefe Begeisterung für Ernährung und Gesundheit. Sie überwand eine Vielzahl von Krankheiten, von vererbten Anfälligkeiten bis hin zu schlechten Essgewohnheiten, und ging gestärkt daraus